AF311119

TROUBLES OCULAIRES

DANS

L'ATAXIE LOCOMOTRICE

(Extrait d'un Ouvrage couronné par l'Académie de Médecine)

PAR LE

Docteur **C. GERMAIX** (d'Alger)

Ex-Médecin-Major

Membre de la Société française d'Ophtalmologie

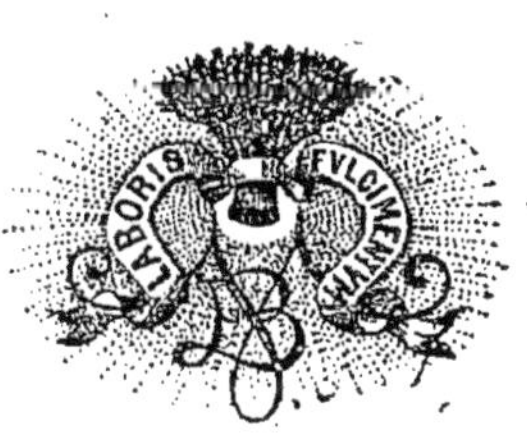

REIMS

MATOT — BRAINE, IMPRIMEUR — LIBRAIRE — ÉDITEUR

Henri MATOT, Fils & Successeur

6, Rue du Cadran-Saint-Pierre, 6

—

1890

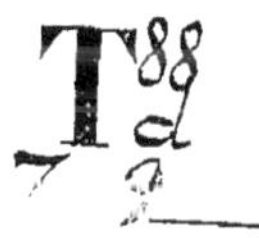

A Monsieur le Professeur DE WECKER

Hommage de reconnaissance

TROUBLES OCULAIRES

DANS

L'ATAXIE LOCOMOTRICE

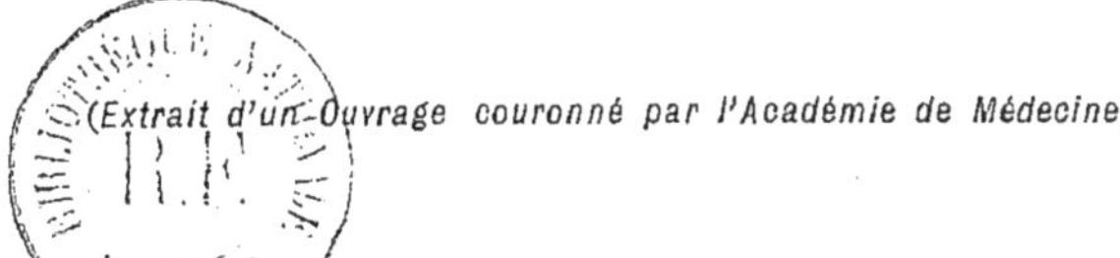

(Extrait d'un Ouvrage couronné par l'Académie de Médecine)

PAR LE

Docteur C. GERMAIX

Ex-Médecin-Major

Membre de la Société française d'Ophthalmologie

REIMS

MATOT – BRAINE, IMPRIMEUR – LIBRAIRE – ÉDITEUR

Henri MATOT, Fils & Successeur

6, Rue du Cadran-Saint-Pierre, 6

—

1890

TROUBLES OCULAIRES

DANS

L'ATAXIE LOCOMOTRICE

(Extrait d'un Ouvrage couronné par l'Académie de Médecine)

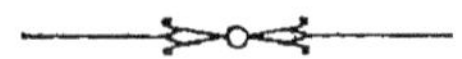

Les yeux, chez les tabétiques, peuvent être le siège de *douleurs fulgurantes*, éclatant au pourtour de l'orbite ou dans le globe oculaire. Ces douleurs n'ont rien de particulier ici, sinon qu'elles s'accompagnent généralement d'*hyperesthésie conjectivale*, de *dacriorrhée*, de *mydriase*, etc. (1)

Nous laisserons de côté ces troubles dont les uns, comme la dacriorrhée, sont exceptionnels, et dont les autres, comme les douleurs fulgurantes, font partie de la symptomatologie générale, banale, du tabes, et nous aborderons immédiatement l'étude de troubles oculaires spéciaux, beaucoup plus importants que ceux que nous venons d'énumérer.

Ces troubles, nous les diviserons en :

Troubles paralytiques ;

Troubles papillaires.

Toutes les statistiques indiquent la fréquence de ces deux groupes de troubles oculaires. Sur 102 tabétiques, Topinard les a vus 51 fois. Rosenthal dans 1/3 des cas ; Duchenne 17/20 ; Berger 43/109. (2)

Sur un total de 64 cas, dont 23 observés directement par nous, et 41 recueillis sur les registres de l'hôpital militaire de Bourbonne–les-Bains, nous notons 40 malades présentant des troubles oculaires : 40/64 ou 62 0/0, et cette proportion

---

(1) *Duchenne de Boulogne.* Soc. méd. de la Seine 1864. *Trousseau.* Clin. de l'Hôtel-Dieu, t. II. *Féré.* Soc. de Biol., 8 janvier, 1887.

(2) *Topinard.* Traité de l'ataxie, 1864. *Rosenthal.* Traité des mal. du système nerveux (trad. franç., 1878). *Duchenne.* Arch. gén. de méd. 1858 et t. I 1859.

est certainement inférieure à la réalité ; il nous est permis d'admettre que dans les notes consignées sur les registres de l'hôpital de Bourbonne, on a souvent négligé ceux des troubles oculaires qui étaient peu gênants, non accusés spontanément par les malades, car sur les 23 malades que nous avons observés nous-même, nous en trouvons 17 atteints d'affections oculaires, ou 73 0/0. Sur ces 40 malades, *pas une seule fois* les troubles oculaires n'ont attendu la période ataxique confirmée pour débuter. Trois de nos malades n'ont pas eu de période préataxique, l'incoordination est apparue rapidement, d'emblée, et chez ces trois malades, il n'y a pas eu de troubles oculaires. Notre statistique personnelle s'ajoute donc à celle d'auteurs nombreux pour montrer la fréquence des troubles oculaires, à la période initiale du tabes. A cette période, leur apparition est la règle ; leur absence, l'exception.

Les troubles oculaires paraissant au début du tabes, l'époque où ils éclatent est celle d'apparition de la maladie générale, de 30 à 50 ans. Berger (1) a trouvé vers 40 ans à peu près, autant de tabétiques syphilitiques atteints de troublesoculaires que de tabétiques non syphilitiques ; de Wecker 30 0/0. (2)

Nous avons trouvé 15 syphilitiques sur 23 ou 65 0/0.

MM. Fournier, 94 0/0.

Althaus, 90 0/0.

Erb, 88 0/0. (3)

Nos 64 observations de tabes se divisent en deux groupes, au point de vue étiologique :

1ᵉʳ groupe : Cause inconnue ;

2ᵉ groupe : Syphilis.

Dans un seul cas, nous trouvons réunis la syphilis et un traumatisme grave de la colonne vertébrale :

Proportions de malades présentant des troubles oculaires :

Tabétiques syphilitiques, 73,68 0/0.

Tabétiques non syphilitiques, 66,66 0/0.

(1) Rev. de méd. Mars 1890.

(2) *De Wecker et Landect*. Traité d'ophthal.

(3) *Fournier*. De l'ataxie locom. d'origine syphil. Paris 1882. *Althaus*. Note on the relations betwen syphilis and locom. ataxy. In the lancet 17 sept. 1881. *Erb*. Tabes and syphilis in centrabl. f. die méd. Wissench 1881, n° 11, p. 195 et n° 12, p. 213 et œtiologie der tabes dorsalis. In Berlin. Kliu Wochensch 1883, n° 32.

Cette différence de proportion pourrait bien varier si nos recherches avaient porté sur un très grand nombre de cas ; les chiffres cités montrent en tous cas, que, même chez les tabétiques non syphilitiques, la proportion de malades présentant des troubles oculaires est considérable, et que la *présence ou l'absence de troubles oculaires ne peut pas servir de base pour un diagnostic différentiel entre un tabes non spécifique et un tabes syphilitique.*

Sauf l'amaurose tabétique qui est progressive, et qui constitue avec la surdité deux exceptions parmi les troubles de sensibilité de l'ataxie, c'est surtout aux troubles oculaires que l'on peut appliquer les règles générales que nous avons formulées sur la marche des troubles sensitifs :

Ils précèdent généralement l'incoordination et diminuent à mesure que les troubles de motilité augmentent.

Ils ne sont pas toujours sous la dépendance de lésions nerveuses centrales, mais, souvent au contraire, ils sont dûs à des lésions périphériques.

On connaît aujourd'hui plusieurs cas de tabes dans lesquels les lésions ont débuté par le nerf optique, d'autres dans lesquels le nerf optique a été atteint en même temps que la moelle, sans aucune lésion intermédiaire entre ces points extrêmes. Les deux autopsies personnelles relatées plus loin en sont des exemples.

L'observation suivante, résumée, montre la relation qui peut exister entre des troubles oculaires et des lésions nerveuses périphériques, indépendamment de toute lésion centrale.

Obs. *Déjérine* (1). — Femme tabétique atteinte entr'autres troubles d'une paralysie des releveurs des paupières. Les autres muscles oculaires fonctionnent normalement. A l'autopsie, on trouve les nerfs intra-musculaires des releveurs très altérés, tandis que les branches nerveuses des muscles voisins sont normales. »

Les troubles oculaires tabétiques surviennent brusquement et disparaissent de même.

Le tabes débute souvent par eux, et ils peuvent pendant longtemps, constituer seuls toute la maladie.

(1) *Déjérine.* Séance de la Soc. de Biol. du 18 oct. 1884.

— 8 —

*Exemples de tabes débutant par des troubles visuels seuls,
avant même les douleurs fulgurantes :*

Isaza (Thèse Paris 1878). — « C..., bijoutier, 34 ans. En 1870, diminution de l'acuité visuelle. Strabisme externe et diplopie de l'œil droit. Ces troubles visuels *durent neuf mois.* Puis, paraissent successivement de la céphalée et de l'anesthésie des lèvres. En 1874, nouveaux symptômes oculaires. Strabisme externe et ptosis gauche. En 1876, premières douleurs fulgurantes typiques. »

Obs. *Portalier* (Thèse Paris 1884). — « X..., 60 ans, a eu la syphilis à 40 ans, en 1860. En 1868, s'apercevant que sa vue devenait confuse, et se regardant dans un miroir, il fut étonné de la petitesse de ses pupilles. En 1873, diplopie, strabisme, myosis. En 1874, douleurs spéciales. En 1879, atrophie papillaire et incoordination. »

Obs. *personnelles.* — « D..., syphilis en 1862. Diplopie passagère en 1870. Douleurs fulgurantes en 1882. » La diplopie précède ici de 12 ans les douleurs.

« G..., entré à l'hôpital en 1870 pour ataxie, a eu en 1863 une diplopie. Les douleurs fulgurantes n'ont paru qu'en 1868, cinq ans après le symptôme oculaire. Plus tard est venue l'incoordination. »

« M. D..., 52 ans. Syphilis en 1862. Diplopie en 1870. En 1882, douleurs fulgurantes. En 1883 et 1884, même état. Toujours aucun trouble de motilité. » Ici, encore la diplopie précède de 12 ans les douleurs.

Nous pourrions multiplier ces exemples, M. Fournier (1) a rangé ainsi par ordre de fréquence les troubles oculaires des tabétiques : diplopie, myosis, strabisme, mydriase, ptosis, etc.

Nous avons établi chez nos malades dont quelques-uns présentaient plusieurs troubles oculaires à la fois (myosis et amaurose, diplopie et ptosis, etc.), la statistique que voici :

1. Brouillard, amaurose, atrophies papillaires.......... 19
2. Strabismes et Diplopies............................ 15
3. Myosis 10
4. Ptosis.. 4
5. Mydriases 3
6. Phosphènes....................................... 1
7. Inégalité pupillaire................................ 1
8. Paralysie de l'accommodation...................... 1

(1) Leçons sur la période préataxique. Paris 1884.

1° Troubles paralytiques

Ils sont essentiellement fugaces, apparaissant et disparaissant brusquement, durant quelques mois généralement, quelques semaines, quelques jours même. On en a cité ne durant que quelques heures.

Rappelons le cas rapporté par Duchenne, de Boulogne : une diplopie revenant tous les deux jours pendant plusieurs semaines et ne durant chaque fois que quelques heures.

Obs. *personnelles.* — « M. F..., 36 ans. Syphilitique, début de la maladie en janvier 1882, par des fourmillements très douloureux des pieds et des mains durant 15 jours environ ; deux mois plus tard, éclatent des douleurs hépatiques, chaque fois que M. F... fait une promenade à cheval ou une longue marche à pied. Le malade dit que ces douleurs lui donnaient « la sensation du foie déchiré et replié sur lui-même », puis, survint de l'hyperesthésie des organes génitaux, de l'anesthésie des fesses, et *une diplopie qui dura 15 jours* ; disparition de tous les symptômes pendant 7 mois. En 1884, l'incoordination vient confirmer le diagnostic. »

« M. S... vient en 1882 à Bourbonne pour « rhumatisme articulaire chronique » et présente les symptômes suivants : chute de la paupière supérieure gauche, *accès passagers et fréquents de strabisme de l'œil gauche* (strabisme externe), douleurs fulgurantes. »

« M. Z... est venu en 1882 à Bourbonne pour « rhumatisme musculaire chronique ». Il avait des douleurs fulgurantes, un ptosis gauche. *des accès de strabisme et de diplopie du même côté.* »

Depuis que Duchenne, de Boulogne, a montré la fréquence des troubles paralytiques au début de l'ataxie, les paralysies oculaires ont été minutieusement étudiées. Cyon, de Saint-Pétersbourg (1), les a observées dans la proportion de 30 pour 100 tabétiques. Uhthoff (2) 40 0/0 dans les services particuliers et 20 0/0 dans les services généraux ; nous, 53 0/0.

Suivant Gowers et Berger (3), les tabétiques syphilitiques seraient plus souvent atteints de paralysies oculaires que les autres, et chez eux, elles dureraient plus longtemps. Berger a aussi constaté que ces paralysies seraient plus souvent multiples chez les syphilitiques.

(1) Zur Lehre von der Tabes dorsalis. Virchow's archiv., t. XLL, 1887.
(2) Rec. d'ophth., 30 sept. 1889.
(3) *Gowers,* Syphilis and locomoter ataxy. In the lancet 15 janvier 1861.

Dans les 41 cas de tabes que nous avons recueillis sur les
registres de Bourbonne, la proportion des syphilitiques est la
même que celle des non-syphilitiques ; mais, on pourrait penser que chez ces malades la syphilis n'a pas été toujours
recherchée. Or, chez les 23 ataxiques que nous avons exami-
nés, nous-mêmes, nous trouvons atteints de paralysies oculaires diverses, 7 syphilitiques et 6 non syphilitiques ; la
proportion est donc à peu près la même.

La syphilis ne nous paraît pas avoir une influence marquée
sur le développement des paralysies oculaires tabétiques. Les
paralysies de l'ataxie confirmée sont plus complètes, — tout
le territoire d'un nerf étant plus souvent pris, — et sont moins
fugaces que celles de la période initiale. Les paralysies de la
période ataxique sont dues à des destructions complètes. (1)
La cause des paralysies fugaces du début est encore discutée.
Pierret admit que c'étaient là des troubles d'incoordination
semblables aux troubles d'incoordination générale, et quelques exemples dûs à M. Fournier, de paralysies passant ins-
tantanément d'un muscle à un autre, au moment de l'examen
des malades, viennent à l'appui de cette théorie, ainsi que nos
cas personnels de diplopie et de strabisme par accès. Ces paralysies fugaces seraient plutôt des parésies momentanées.

Mais il en est qui, même au début de l'ataxie, persistent
plusieurs mois, une année ou deux ; celles-ci peuvent être
attribuées à des névrites périphériques pouvant guérir spontanément, au moins partiellement, pour faire place à d'autres
lésions. On les a attribuées aussi à des congestions passagères
des noyaux des nerfs moteurs, ces paralysies correspondant à
ce que nous avons appelé la période irritative du tabes (2).
Ici, tout est encore hypothèse.

A) **Ophthalmoplégies externes.** — Si les malades sont
indemnes de paralysies oculaires au moment où nous les exa-
minons, il est bien rare qu'ils n'indiquent pas la *diplopie*

(1) *Pierret.* Sympt. céph. du tabes, thèse Paris 1876. *Déjérine.* De l'état des
noyaux des nerfs moteurs de l'œil chez les tabétiques. Soc. de biol., 5 février
1885.

(2) *Germaix.* Des troubles sensitifs du tabès. — Matot-Braine, éditeur,
Reims 1890.

dans leurs antécédents. Cette diplopie existe tantôt avec un strabisme très net, tantôt avec un strabisme très peu apparent. Il est souvent même difficile parfois, de trouver quel est le muscle atteint. La diplopie paraît souvent brusquement.

Un de nos malades fut atteint, à l'hôpital de Bourbonne, de diplopie (paralysie incomplète de la 6e paire droite). Son lit était placé de telle sorte par rapport à la porte de sa chambre qu'en se réveillant un matin, au moment de la visite, il s'aperçut pour la première fois, qu'il voyait un personnel médical double. S'étant levé, tout surpris, il le fut encore davantage en voyant aussitôt le personnel se réduire de moitié.

M. Fournier a fait remarquer, le premier, croyons-nous, que le strabisme du début, dû plutôt à une parésie qu'à une paralysie complète, est souvent corrigeable par la volonté, le malade pouvant, par un effort, ramener plus ou moins l'œil dans son attitude normale.

Le *strabisme* nous paraît être habituellement uni-latéral et divergent, au moins au début (Galezowski, Landolt) ; suivant Althaus, Berger, etc., il serait, au contraire, plus souvent convergent.

Par ordre de fréquence, nous pouvons énumérer ainsi les paires nerveuses les plus souvent atteintes : 1° 3e paire partiellement ; — 2° 6e paire ; — 3° 3e paire totalement ; — 4° toutes les paires atteintes simultanément (ophthalmoplégie externe, complète).

La 3e paire est donc plus souvent atteinte dans l'ataxie que la 6e, c'est le contraire chez les syphilitiques non tabétiques.

Dans la paralysie de la troisième paire, le *strabisme* est divergent ; la *diplopie* est croisée. Parfois, il n'y a ni strabisme, ni diplopie, mais seulement *mydriase* ou *ptosis*.

Le *ptosis* est généralement incomplet. Comment la paralysie de la troisième paire peut-elle ne porter que sur un ou deux filets nerveux ? Nous trouvons l'explication de ce fait dans l'existence de lésions périphériques, comme il en existait déjà chez la malade de M. Déjerine, dont nous avons rappelé l'observation. La paralysie de la troisième paire peut être double : Duchenne l'a vu trois fois double, M. Galezowski, plusieurs fois aussi.

— 12 —

Dans la paralysie de la sixième paire, le strabisme est convergent, la diplopie, homonyme.

Dans celle de la quatrième paire, il y a impossibilité d'abaisser autant la cornée du côté malade que du côté sain, en regardant en bas et en dedans ; la diplopie apparaît lorsque le malade regarde en bas ; elle est homonyme ; l'image de l'œil malade reste au-dessus de celle de l'œil sain ; de plus, les extrémités supérieures des deux images se touchent, les extrémités inférieures s'écartent.

Il est rare d'observer la paralysie de la sixième paire, d'un côté, et de la troisième de l'autre ; ou de la sixième et de la troisième coexistant sur le même œil ; à peu près aussi rare de rencontrer une paralysie de la quatrième paire.

Hutchinson a signalé, en l'appelant *ophthalmoplégie progressive*, un symptôme oculaire du tabes, consistant en l'immobilisation des globes oculaires à laquelle se joindrait du ptosis et de l'immobilité des pupilles, phénomène dû à une paralysie musculaire généralisée (1). M. Galezowski (2) a aussi observé plusieurs de ces paralysies oculaires généralisées. M. Abadie (3) en a observé un cas typique dans le service de Charcot à la Salpétrière ; la même année, M. Bousquet (4), médecin aide-major au Val-de-Grâce, a publié un nouveau cas que voici résumé :

Obs. « Homme, 41 ans. En 1876, chute de la paupière supérieure droite et immobilité du globe oculaire ; plus tard, chute de la paupière supérieure gauche. Le fond de l'œil ne présentait rien d'anormal. »

Obs. *Pierret*. (Thèse, Paris 1876). » Simon, 40 ans. Ni syphilitique, ni alcoolique. En 1870, douleurs fulgurantes et début d'amaurose à droite. En 1872, atrophie papillaire, douleurs fulgurantes, incoordination légère. En 1875, incoordination très accentuée, ophthalmoplégie généralisée à tous les muscles moteurs à droite. Amaurose.

M. Buzzard (5) enfin a récemment publié deux cas semblables : chute de la paupière, immobilité du globe, dilatation

(1) Méd. *Times and. Gaz.*, p. 387, 1878.
(2) Soc. de Biol. 1877. *Ibid.* 18 février 1888.
(3) Ann. d'oc., p. 131, 1878. *Ibid.* 1879.
(4) Rev. d'ophth., janvier 1878.
(5) Sem. Méd., 15 et 29 mai 1884.

pupillaire ; et une longue discussion, au courant de laquelle plusieurs exemples ont été cités par M. Mauthner, a eu lieu à la Société impériale des Médecins de Vienne, dans les séances des 9 et 19 mai 1884. Mais il ne faut pas oublier que ces cas ne constituent que des exceptions, et que les paralysies musculo-oculaires tabétiques sont généralement partielles, limitées.

b) **Ophthalmoplégies internes.** — La *mydriase* due à la paralysie de la troisième paire, est assez fréquemment observée. Mais on peut la rencontrer isolée, surtout au début de l'ataxie, sans paralysie de l'oculo-moteur commun. Dans ce cas, elle doit être attribuée à une excitation du sympathique, au niveau du centre cilio-spinal.

« J'ai observé la mydriase spasmodique. J'avoue que je ne conçois pas pourquoi quelques auteurs nient cette forme de la mydriase dans le tabes, surtout après les expériences de M. Chauveau, qui prouvent d'une façon indéniable qu'on peut la produire par irritation des cordons postérieurs. » (1).

Nous retrouvons là, la division des symptômes que nous avons indiquée dans l'étude de la marche du tabes ; symptômes de début ou d'irritation nerveuse (symptômes d'excitation de Jaccoud) ; symptômes terminaux par destruction nerveuse (symptômes de dépression de Jaccoud).

La cécité du tabétique quand elle est complète s'accompagne généralement de mydriase.

Cliffort Albutt n'a constaté la mydriase que deux fois sur 28 cas, et nous trois fois sur 64 cas.

Le *myosis* est beaucoup plus fréquent que la mydriase. Vincent (2) l'a observé vingt-sept fois sur 51 cas ; nous, six fois sur 23 cas ; Berger, 40 0/0 ; Erb., 54 0/0 ; Althaus, 60 0/0.

On admet que le myosis du tabes est toujours paralytique, survenant par paralysie des fibres du sympathique. On n'admet généralement pas qu'il puisse être un symptôme d'irrita-

(1) Berger, In loc. cit.
(2) Accidents pupillaires dans l'ataxie et la paralysie générale. Thèse, Paris, 1877.

tion, dû à l'excitation du moteur oculaire commun, dont l'action deviendrait prépondérante ; le myosis paralytique n'existant alors que lorsque le sympathique est gravement atteint. Cependant les pupilles en myosis sont dans un certain état de *raideur*. Elles se contractent encore davantage sous l'influence de la vision de près, se dilatent un peu sous l'influence de la vision au loin, ou de la douleur, sont peu sensibles à l'action des mydriatiques, et insensibles à l'action de la lumière. (Signe d'Argyll Robertson) (1).

A la période de développement de l'atrophie papillaire dont nous parlerons plus loin, les pupilles sont en myosis ; elles se mettent en mydriase quand l'atrophie est complète, la cécité absolue.

On comprend difficilement que des pupilles en myosis, par paralysie du sympathique (par destruction nerveuse), puissent se mettre en mydriase sous l'influence de la vision au loin, de la douleur, de la cécité absolue, etc.

Il est au contraire admissible que l'irritation de l'oculo-moteur puisse amener une contraction spasmodique de la pupille *augmentant* par la vision de près, par l'irritation réflexe produite pendant le développement du processus qui aboutit à l'atrophie ; *ne cédant* qu'à certaines influences : vision au loin, (relâchement de l'accommodation, de l'action, par conséquent, de l'oculo-moteur) ; — douleurs ; fortes doses d'atropine ; — atrophie complète du nerf optique ; — et *ne cédant pas* lorsqu'on diminue la quantité de lumière, lorsqu'on instille de l'atropine aux doses ordinaires non répétées.

« Le myosis est quelquefois si énergique que la belladone est impuissante à produire la plus petite dilatation (2) ».

En 1864, Duchenne apporta à la Société de médecine de la Seine, les trois premières observations de tabétiques atteints de myosis permanent, qui, sous l'influence de crises consistant en douleurs et en vascularisation oculaire, devenaient mydriatiques.

Cette théorie du myosis spasmodique trouve un appui con-

(1) Ann. d'oc., t. LXIII, p. 114, et t. LXVI, p. 26, 1869.
(2) Trousseau, In loc. cit.

sidérable dans les cas où le myosis s'accompagne d'un véritable spasme de l'accommodation (de telle sorte que les malades voient trouble à distance et très bien de près). Comme la mydriase, le myosis est donc pour nous tantôt spasmodique, tantôt paralytique.

M. Berger dit que la pupille est parfois ovalaire, dirigée de haut en bas, de dedans en dehors, et que ce phénomène affirme que le myosis n'est pas produit par une contraction du sphincter de la pupille. Pourquoi ne pourrait-on admettre dans ces formes irrégulières de la pupille, une contraction inégale aussi bien qu'une paralysie incomplète ?

Le signe d'Argyll Robertson, de règle dans le tabes, se rencontre exceptionnellement dans la paralysie générale. (Hempel) (1).

Mais un signe différencie, suivant Vincent, le myosis de l'ataxie : dans les autres myélites, les pupilles réagissent sous l'influence de la lumière.

D'ailleurs, c'est l'existence de la mydriase qui est la règle dans la paralysie générale, avec une immobilité des pupilles sous l'influence do la lumière.

Contrairement au *spasme de l'accommodation* on a noté *la paralysie de l'accommodation*. — *L'inégalité pupillaire* a été signalée pour la première fois par M. Charcot. Nous ne la trouvons mentionnée qu'une seule fois dans 23 observations personnelles. Mais Vincent l'a notée 24 fois sur 31 ; Berger, 27 0/0 dès le début du tabes. Cet auteur a signalé aussi l'hypotonie, *ou abaissement de la pression intra-oculaire*, au début du tabes, par paralysie du grand sympathique; *l'augmentation de tension* serait plus rare encore, et due à l'irritation du sympathique.

La *raideur des pupilles* peut être poussée assez loin pour entraîner la *suppression de l'hippus physiologique*. Rappelons que l'hippus physiologique consiste en oscillations constantes de la pupille sur l'homme sain et dans l'état de veille. Il se constate à l'éclairage oblique avec une loupe binoculaire (2). Il varie avec les impressions psychiques du sujet.

(1) *Hempel*, Huber die spinal-myosis ; in arch. für ophth. Berlin 1876.
(2) *Laqueur*. Klin, monatsbl. XXV, p. 463.

La cocaïne l'accentue et permet de le constater directement sans instrument. Les mydriatiques ne le suppriment pas, à moins d'une action prolongée et énergique. Or, chez les tabétiques, on peut constater que, même avec la cocaïne, il ne se produit plus, ou tout au moins très faiblement. Cette disparition ou cette diminution de l'hippus physiologique serait due à ce fait que les ataxiques sont indifférents à la quantité de lumière reçue par la rétine, « c'est-à-dire que l'impression est transmise au cerveau mais que l'action du cerveau sur la mœlle est interrompue (1). »

L'hippus peut même être supprimé sans qu'il y ait myosis (Riéger, Fœrster (2), de Wecker (3).

Observations personnelles de paralysies oculaires au début du tabes, précédant de plusieurs années l'incoordination :

1. — Diplopie, 11 ans avant l'incoordination.

R..., gendarme, atteint en 1871 de : troubles gastriques, vertiges, *diplopie.* Plus tard : douleurs fulgurantes dans les membres inférieurs, douleurs lombaires en ceinture ; plaques d'hyperesthésie. En 1882 : douleurs variables comme siège. Début de l'incoordination.

2. — Diplopie, 8 ans avant l'incoordination.

Ch..., envoyé en 1870 à Bourbonne, par erreur, pour « rhumatisme articulaire chronique. » En 1874, deuxième saison, traité à Bourbonne pour « ataxie ». Anesthésie plantaire très prononcée, incoordination des membres inférieurs, douleurs fulgurantes, incontinence d'urine et de matières fécales, *diplopie.* En 1882, incoordination nette. En 1884, incoordination progressive.

---

(1) *Robin.* Troubles oculaires dans les mal. de l'encéphal. Thèse d'agrégation, Paris 1880.

(2) In Handbuch der gesammten, Augenkeilkunde von grœfe und Sœmisch, t. VII, 1876.

(3) In Traité d'ophthal.

3. — Diplopie, 5 ans avant l'incoordination.

En 1877, crampes et douleurs fulgurantes dans les membres inférieurs ; *diplopie*. En 1882, anesthésie plantaire ; sensation de froid dans les jambes ; secousses douloureuses pendant la marche ; diminution de la sensibilité aux membres inférieurs ; miction lente, difficile ; érections rares. Incoordination au début.

4. — Diplopie, 5 ans avant l'incoordination.

M. X..., venu à Bourbonne en 1871 pour ataxie. La maladie est très nette. Elle a débuté en 1866 par de la diplopie et une sciatique double.

5. — Strabisme divergent. Diplopie, 5 ans avant l'incoordination. Ptosis droit plus tard.

Tabes en 1871, début par des douleurs fulgurantes variant de siège. En 1873, *strabisme divergent droit* et *diplopie*. En 1878, début de l'incoordination qu'il faut déceler : marche titubante les yeux fermés, facile les yeux ouverts, mais le malade titube davantage quand il ferme les yeux ou se trouve dans l'obscurité ; ainsi, il ne peut ni mettre ni ôter sa chemise debout sans perdre l'équilibre. La station à cloche-pied, même les yeux ouverts, est difficile.

6. — Diplopie, 3 ans avant l'incoordination.

M. S..., officier. Tabétique depuis 1875. La maladie a débuté par des douleurs fulgurantes. En 1880, *strabisme, diplopie*. En 1882, douleurs fulgurantes, sensation de cuirasse. Pas d'incoordination. En 1883, insensibilité plantaire, début de l'incoordination.

7. — Strabisme, diplopie, 2 ans avant l'incoordination. Puis ptosis plus tard.

B..., 40 ans. En 1877, secousses douloureuses dans les membres inférieurs arrêtant brusquement la marche ; névralgie occipitale. En 1880, *diplopie passagère*. En 1882, début des troubles de motilité. En 1884, divers troubles sensitifs, réflexe rotulien aboli, marche facile les yeux ouverts, impossible les yeux fermés. *Ptosis droit.*

8. — Myosis, 3 ans avant l'incoordination.

Tabes en 1881 ; courbature générale, sensation intense de froid aux bras, douleurs entre les deux épaules, diminution dans la sensibilité des mains, *myosis*, abolition à peu près complète des désirs vénériens. L'incoordination ne paraît qu'en 1884, et a besoin d'être décelée, car si la marche est impossible les yeux fermés, elle est encore facile, et se fait sans hésitation les yeux ouverts. Syphilitique.

9. — Inégalité pupillaire. Pas d'incoordination.

Tabes en 1884 ; douleurs fulgurantes des membres inférieurs, fourmillements plantaires ; douleurs thoraciques et lombaires ; diminution des désirs génésiques ; émission de l'urine à plusieurs reprises (le malade est obligé de pousser), constipation opiniâtre. *Inégalité des pupilles.* Pas encore d'incoordination.

10. — Ptosis droit, 6 ans avant l'incoordination.

M. P..., entré à l'hôpital de Bourbonne en 1876 pour ataxie ayant débuté en 1871 : diminution de la sensibilité tactile, douleurs fulgurantes, sensibilité au froid exagérée ; impuissance ; paresse de l'intestin et de la vessie ; crises gastralgiques ; *ptosis droit.* Aucun trouble de motilité n'est noté alors. Revenu en 1877 ; crises gastralgiques très violentes ; vomissements. L'incoordination a paru.

11. — Ptosis gauche et accès passagers et fréquents de strabisme. Myosis. Pas d'incoordination.

En 1882, *ptosis gauche, accès passagers et fréquents de strabisme* de l'œil gauche, tantôt strabisme convergent, tantôt divergent ; douleurs fulgurantes. Cet état date de 1876. En 1883, la paupière s'est un peu relevée, les autres symptômes persistent, cependant les douleurs sont moins vives. En 1884, les douleurs plus fortes que jamais, siègent dans les bras et les avant-bras. Persistance des accès de strabisme. Aucun trouble de motilité.

12. — Ptosis gauche, accès de strabisme et de diplopie. Pas d'incoordination.

En 1882, douleurs fulgurantes le long des membres, et articulaires, ptosis gauche, strabisme et diplopie survenant par accès du même côté ; le strabisme porte sur le droit externe gauche.

En 1883, les douleurs persistent, mais moins vives ; mêmes troubles oculaires. En 1884, douleurs très violentes maintenant. Mêmes troubles oculaires. Pas encore d'incoordination.

Il nous a paru intéressant de rechercher quel était le rapport qui existait entre les troubles paralytiques oculaires et les troubles de motilité généraux, et si ceux-ci étaient en raison directe ou inverse de ceux-là.

Nous avons pu nous rendre compte du début du tabes et du début de l'incoordination chez 9 tabétiques indemnes de paralysies oculaires, et chez 18 tabétiques qui en étaient atteints.

Chez nos 9 malades indemnes de paralysies oculaires, l'incoordination a paru en moyenne cinq ans après le début du tabes ; chez nos 18 malades atteints, elle a paru en moyenne cinq ans et demi après le début.

De plus, chez 11 malades indemnes, l'incoordination n'avait pas encore paru, au moment de notre examen : après cinq ans en moyenne. Chez 8 malades atteints, elle n'avait pas encore paru, après huit ans en moyenne.

D'après cette statistique, les troubles de motilité paraîtraient donc un peu plus tard chez les tabétiques présentant des troubles oculaires.

2° Troubles papillaires

L'*amaurose* suit une marche exceptionnelle parmi les phénomènes oculaires de la période initiale ; elle est, en effet, progressive et définitive, tandis que les autres symptômes oculaires s'établissent brusquement, avec toute leur acuité d'emblée, et disparaissent non moins brusquement. Oglesby dans deux mémoires publiés dans *The lancet* en 1868-69, prétend que la cécité tabétique peut disparaître, après avoir duré des mois et des années. Mais la description du fond de l'œil, dans ses observations, est insuffisante, et il n'est pas certain qu'il s'agisse d'amaurose tabétique. L'amaurose frappe toujours les deux yeux, mais successivement ; les malades peuvent, au début, un seul œil étant pris, ignorer qu'ils sont atteints. M. Fournier cite le cas d'un ataxique qui reçut un jour de la poussière dans l'œil droit : « fermant instinctivement cet œil, il s'aperçut avec stupéfaction qu'il n'y voyait plus rien : l'acuité visuelle de son œil gauche avait diminué sans qu'il s'en doutât. » L'amaurose débute assez souvent par des *brouillards*, nettement accusés par les malades.

Elle atteint un œil et s'y cantonne souvent jusqu'à cécité complète, avant de passer à l'autre. C'est par l'œil gauche qu'elle débute le plus souvent. (Galezowski).

La vue se perd généralement dans un laps de temps variant de 2 à 5 ans.

Les caractères de la papille tabétique ont été nettement déterminés par MM. Charcot (1), Galezowski, de Wecker, etc. : la papille n'éprouve de changement ni dans sa forme, ni dans sa dimension ; ses contours sont toujours bien accentués ; ils sont même plus nets. Par suite du changement de texture qu'a subi le nerf optique, et en conséquence, de la disparition du cylindre de myéline, la pupille cesse d'être transparente, elle réfléchit au contraire fortement la lumière, et ne laisse plus voir dans sa profondeur les vaisseaux propres. Il s'ensuit qu'elle ne présente plus la teinte rosée normale, et qu'elle offre, au contraire, une coloration blanc gri-

---

(1) *Charcot.* Amaurose tabétique (Journ. d'ophth., tome I.) et Leçons sur les maladies du système nerveux, t. II, 3ᵉ leçon.

sâtre (atrophie grise, Charcot), puis, blanc crayeux. Cette
décoloration peut débuter par la partie externe, mais elle
s'étend rapidement à toute la papille. L'atrophie papillaire
tabétique ne s'accompagne ni de rétinité, ni d'infiltrations
péri-papillaires. Les vaisseaux rétiniens conservent leur calibre. Jamais on ne remarque le retrait, l'affaiblissement nerveux, l'augmentation de l'excavation centrale qui se produi-
sent à la période ultime d'autres atrophies. Cette persistance
de l'état normal des vaisseaux papillaires tient à ce qu'ils
sont indépendants des vaisseaux nourriciers du nerf. (1)

Cet aspect de la papille tabétique est caractéristique, mais
il ne doit pas faire négliger l'examen fonctionnel. L'amaurose
tabétique peut être un symptôme de début, mais elle ne cède
pas devant les troubles de motilité, elle ne procède que par
accès, elle progresse sans cesse, sans arrêt, sans rétrograda-
tion. C'est, suivant une expression de M. Jaccoud, un trouble
de dépression à apparition précoce, non un trouble d'excitation. Cette exception ne fait que confirmer les règles qui pré-
sident à la marche de tous les troubles sensitifs de l'ataxie :
l'amaurose ne suit cette marche spéciale que parce qu'elle
correspond à des lésions immédiatement profondes, comme
les troubles de motilité graves, et non à une irritation inflam-
matoire comme la plupart des autres troubles de la sensibilité, dont le caractère propre est d'être passagers.

Sur 64 cas, nous avons constaté 19 fois des brouillards ou
des amauroses, sur ces 19 malades, 16 atrophies, soit 25 0/0
pour nos 64 cas, ou 1/4.

Michel a trouvé 13 0/0 ; de Wecker 13 0/0 ; Gowers 15 0/0 ;
Althaus 17 0/0 ; Leber et Galezowski 1/4 ; Rosenthal 1/3 ;
Pelteshon 78/98 ; Duchenne (2) 17/20.

« Dans la plupart des cas, l'atrophie commence dans la période préataxique. Cette période une fois passée, le danger de
cette complication optique diminue, Berger. » (3) Tous nos

----

(1) *Galezowski.* Comptes rendus de l'Ac. des sc. 1865. Gaz. hebdomad.
1865 décembre.

(2) *Michel.* Inaug. diss. Würtzburg, 1867. *Leber.* Ann. d'oc., t. LX, 1860 et
Græfès Arch. f. ophth., t. XXV. I. 1870. *Petersfion.* Centralbl. f. prakt Augen
heilt avril 1886. *Wecker, Rosenthal, Galezowski,* etc., in loc. cit.

(3) In loc. cit.

cas d'atrophie ont paru avant l'incoordination à la période initiale en effet.

« Les tabétiques affectés de paralysies musculaires sont plus souvent atteints d'atrophie des nerfs optiques que les autres. Même auteur. » Nous n'avons noté que 3 fois sur 19, l'apparition de l'atrophie chez des malades déjà atteints de paralysies oculaires.

« L'œil gauche est plus disposé à l'atrophie comme à la cataracte et au glaucome. »

Nous avons trouvé cependant un nombre d'atrophies égal à droite et à gauche.

« L'atrophie des nerfs optiques se développe moins vite chez les tabétiques non syphilitiques. »

Nous avons pu 9 fois nous rendre exactement compte de l'époque de début du tabes, de la marche des troubles visuels, et de l'état diathésique des malades.

Non Syphilitiques	**Syphilitiques**
Début du tabes en 1881. *L'année suivante*, diminution de l'acuité visuelle.	Début du tabes en 1869. *L'année suivante*, diminution de l'acuité visuelle.
Début du tabes en 1878. Atrophie papillaire survenue au *bout d'un an*.	Début du tabes en 1881. *Presque immédiatement*, diminution de l'acuité visuelle.
Début du tabes en 1869. Atrophie gauche complète au *bout de 5 ans*.	Début du tabes en 1882. *Deux ans après*, légers brouillards.
Début du tabes en 1869. Atrophie très marquée au *bout de 6 ans*.	Début du tabes en 1872. En 1876, *4 ans après*, atrophie droite ; en 1882, atrophie gauche.

Dans les deux colonnes, la marche est à peu près aussi rapide, un peu plus rapide cependant dans la 2e colonne.

La cécité arrive en général de 2 à 5 ans après le début de l'atrophie ; parfois elle survient en quelques mois. Dans une observation de M. Delecluze que nous résumons ici, la cécité a suivi une marche exceptionnellement rapide (les signes ophthalmoscopiques sont bien ceux d'une atrophie tabétique).

OBS. Huet, Léon. — Troubles de la vue 6 mois après le début du tabes, cécité survenue en 15 jours. La papille est grise, d'un gris nacré, resplendissant. Les vaisseaux sont nets, les bords nets. O. D. cécité absolue. O. G. le reflet de l'ophthalmoscope est vu à 10 cent.

Suivant quelques auteurs, il y aurait antagonisme entre la marche de l'atrophie et celle des troubles moteurs, ceux-ci s'arrêtant, ou modérant leur évolution lorsque celle-là paraît. (Déjérine). Nous n'avons pu nous en rendre compte, tous nos cas d'atrophie ayant paru avant des troubles nets de motilité. Nous ferons seulement remarquer que chez presque tous nos malades atteints d'atrophie optique, l'apparition des troubles de motilité a été retardée.

1. Tabes en 1872. Atrophie papillaire en 1876. Troubles de motilité ne paraissant que 6 ans après le début, et n'ayant jamais empêché la marche.

2. Tabes en 1869. Atrophie nette en 1875 ; pas encore de troubles de motilité.

3. Tabes en 1880. Atrophie papillaire. En 1881, même état, pas de troubles de motilité.

4. Tabes en 1878. Atrophie papillaire en 1879. Incoordination débutant 4 ans après l'invasion, n'empêchant pas la marche.

5. Tabes en 1869. Atrophie papillaire. Incoordination nette et gênant la marche, les yeux ouverts, 6 ans après le début.

6. Tabes en 1869. Atrophie papillaire. L'incoordination ne paraît qu'en 1876, etc., etc.

Il paraît y avoir là, en effet, une marche inverse de l'atrophie et des troubles de motilité. Nous avons observé le même fait pour les paralysies oculaires. Nous ne faisons aucune difficulté pour reconnaître que cette observation a besoin d'être confirmée par d'autres recherches.

« La dégénérescence grise peut se présenter chez les tabétiques comme un symptôme unique pendant 5 ans, 10 ans, et même un plus grand nombre d'années. » (1) — « En ce qui concerne l'existence isolée de l'amaurose tabétique durant une longue suite d'années, c'est là un fait dont la réalité peut être facilement établie à la Salpétrière à l'aide d'observations faites sur une grande échelle... La plupart des femmes admises comme atteintes de cécité amaurotique, offrent tôt ou tard, après leur entrée dans l'établissement des symptômes d'ataxie, quelquefois 10 ans, et plus tard encore. (Char-

____

(1) *De Wecker*. Traité 2ᵉ fac. t. IV, p. 541

cot). » (1) Kahler l'a observée 7 ans avant l'incoordination. (2)
La règle même est que l'atrophie grise s'observe beaucoup
plus souvent au début de l'ataxie qu'à une période avancée de
l'affection (Robin, Berger).

Amaurose 10 ans avant les douleurs fulgurantes :

Obs. Charcot. — Mil... couchée au n° 12 de la salle Saint-Alexandre,
55 ans. Entré à la Salpétrière en 1855 comme aveugle. Les troubles
de la vue, accompagnés de douleurs de tête ont paru en 1850. D'abord
limités à l'œil gauche, puis envahissant l'œil droit. En 1851, cécité
complète. En 1860, premières douleurs fulgurantes. En 1872, incoordination.

Observations personnelles :

1. *Amaurose, premier symptôme de l'ataxie.* L... et M..., entrés à
l'hôpital de Bourbonne-les-Bains, en 1870, pour ataxie, ont eu comme
premier symptôme une amaurose.

2. *Atrophie papillaire 2 ans avant l'incoordination.* M. J..., capitaine,
vient à Bourbonne en 1880 : *atrophie papillaire* gauche, douleurs en
ceinture, alternatives de diarrhée et de constipation. Pas d'incoordination. Revient en 1881 : douleurs fulgurantes généralisées, amaurose;
aucun trouble de motilité. En 1882 : début de l'incoordination.

3. *Atrophie papillaire 2 ans avant l'incoordination.* Coexistence mécon-
nue d'une *atrophie tabétique double* avec une cataracte double. Opération de cataracte inutile, faite par un confrère, en 1886. En 1888, incoordination.

4. *Atrophie papillaire double au début d'une ataxie, avant l'incoordination.* M. R... vient en 1882 à Bourbonne. *Atrophie papillaire droite,* douleurs lombaires, douleurs fulgurantes dans les membres inférieurs.
En 1883, *atrophie papillaire gauche* au début. Pas encore d'incoordination.

5. *Atrophie papillaire double ; pas d'incoordination.* M. B..., en 1881 :
douleurs entre les épaules, engourdissements des pieds, dyspepsie
purulente, atrophie double, plus marquée à droite. Même état depuis
cinq ans.

6. *Atrophie papillaire ; pas d'incoordination six ans après le début.* A...
soigné à Bourbonne en 1875 : douleurs fulgurantes musculaires et
articulaires, sensation de froid, vertiges, constipation, *atrophie papillaire gauche.* La maladie a débuté en 1869.

Pour apprécier directement l'état de la papille, il est pré-

(1) *Charcot.* Mouvement médical, n° 20, 1872.
(2) Sem. méd. 5 février 1890.

férable de recourir à l'examen à l'image droite (ophthalmos-
copes de Wecker, de Landolt, etc.) surtout à cause des dif-
férences de coloration qui sont difficilement appréciées à
l'image renversée.

Dans l'examen à l'image droite, l'observateur devant relâ-
cher son accommodation, se trouvera bien de l'emploi de
l'ophthalmoscope de Wecker qui, à l'avantage de donner um
éclairage doux, joint celui de ne pas forcer l'observateur à
regarder par un petit orifice, ce qui, à moins d'une expérience
acquise à la longue, incite l'accommodation à entrer en jeu :
Quand l'atrophie débute, que le malade n'accuse que des
brouillards, il n'y a souvent presque pas de signes ophthalmoscopiques, il faudra comparer avec soins les deux papilles.
La moindre décoloration située du côté opposé à la macula,
au bord interne de la papille, a alors une grande valeur, cette
partie étant physiologiquement la plus rosée. Bien que l'aspect de la papille tabétique soit souvent net et assez caractéristique, il ne suffit pas ; il faut joindre à l'examen ophthalmoscopique l'examen fonctionnel, rechercher l'acuité et
l'étendue du champ visuel par le blanc et les couleurs.

En même temps que se développe l'atrophie, *l'acuité visuelle* baisse, le champ visuel se rétrécit. Ce *rétrécissement
du champ visuel* est très variable suivant le siège de la lésion
dans le nerf optique.

Ainsi, il est généralement rétréci concentriquement, mais
on peut observer de véritables lacunes, des scotomes en *secteurs*, secteurs correspondant aux points du nerf optique en-
vahis par la dégénérescence.

On trouve souvent, surtout au début, l'acuité visuelle déjà
très affaiblie, quand le champ visuel n'est pas encore très
rétréci. Dans d'autres cas, le champ visuel est complètement
rétréci avec une bonne acuité centrale. (1) Dans ce cas, les
foyers de dégénérescence sont groupés autour de la gaîne
optique. Quant à la dyschromatopsie (2) elle débute par la
disparition du vert qui paraît grisâtre ; puis le champ visuel
du rouge se rétrécit à son tour, puis celui du jaune, puis du

(1) *Uhthoff*. Arch. fur ophth., t. XXVI, p. 254.
(2) *Galezowski, Benedict*. Dict. encyclop, t. XVI, p. 317.

bleu. Pendant longtemps, on peut constater un rétrécissement du champ visuel pour les couleurs, et rien ou peu de chose pour le blanc (de Wecker).

Le champ visuel est d'autant plus nécessaire à étudier que la papille peut être décolorée congénitalement, que pendant plusieurs années, elle peut ne pas changer d'aspect, que la vision peut diminuer à la périphérie, se maintenant au centre, et qu'en conséquence les malades peuvent croire que leur maladie ne progresse pas. De plus, au début, on peut trouver des troubles visuels sans signes ophthalmoscopiques.

Trois de nos malades accusaient des brouillards et une diminution de l'acuité ; un autre des phosphènes sans changement du côté de la papille. Il n'est pas rare de trouver avec l'ophthalmoscope une période d'état pour les lésions papillaires, correspondant à une période de progression pour les troubles visuels.

Beaucoup mieux que l'étude ophthalmoscopique, celle du champ visuel permet de suivre la marche de la maladie.

M. Fournier a vu deux tabétiques atteints d'*hémiopie*. « Dans ce cas, le pronostic reste favorable tant que la perception des couleurs, abolie au niveau du scotome, reste normale dans les parties de la rétine encore sensibles. » (1)

L'atrophie grise est caractérisé anatomiquement par la dégénérescence médullaire des fibres. La myéline subit une dégénérescence granuleuse, puis disparaît. Quand la myéline a disparu, la fibrille nerveuse devient une fibrille connective. La teinte grisâtre de la papille est due à l'altération des fibres nerveuses.

Les éléments nerveux, dégénérés, sont tassés, comprimés par la névroglie qui paraît, par cela même prépondérante, plus abondante. La fibre nerveuse est dégénérée, mais elle persiste, gardant ses rapports avec les mailles fournies par la névroglie, elle ne disparaît pas. C'est là un trait caractéristique de la dégénérescence grise.

Le nerf sur une coupe présente sa disposition anatomique régulière. Les septa ont leur structure normale avec un tassement provenant de la dégénérescence des fibrilles nerveuses. Le tissu nerveux est donc seul atteint.

Un segment du nerf peut être seul altéré, et comme dans la moëlle, la dégénérescence procède par localisations : ce qui explique la perte du champ visuel par secteurs.

Les fibres les plus rapprochées de l'axe du nerf sont les dernières atteintes, ce qui explique que certains tabétiques voient à peine pour se conduire, tandis qu'ils lisent encore les plus fins caractères (1).

L'excavation serait plus marquée dans l'ataxie suivant Gowers ; ce serait le contraire, suivant Jœger, de Wecker, etc. Pour nous, nous avons toujours trouvé les vaisseaux plutôt plaqués sur la papille, sans excavation.

On ne peut plus aujourd'hui soutenir que les atrophies tabétiques du nerf optique viennent toutes par propagation des lésions du centre à la périphérie (Pierret), ni comme le dit M. Robin, qu'il faut toujours tenir compte de deux foyers d'irritation, l'un périphérique (nerf optique), l'autre central (moëlle, bulbe, etc.). C'est encore la théorie soutenue par M. Berger qui fait jouer à la moëlle allongée un rôle prépondérant dans le tabes (par suite de l'influence de la moëlle allongée sur le système vasculaire de l'œil et de la moëlle elle-même).

Nous pensons avec M. Déjerine qu'il existe des atrophies du nerf optique sans aucune lésion centrale, spinale ou cérébrale.

Observation et autopsie due à M. Gubler (2).

(Résumé). — Malade du service de M. Gubler, tabétique : douleurs, paralysie de la troisième paire gauche, emblyopie double, incertitude dans la marche et dans les mouvements des mains, sensibilité cutanée altérée, sens musculaire conservé. A l'ophthalmoscope, double atrophie papillaire ; mort le 16 octobre 1863, d'une variole confluente. Autopsie : rien à la moëlle, à l'encéphale, ni au cervelet. Les nerfs optiques sont gris, demi-transparents, ramollis depuis la papille jusqu'au corps genouillé exclusivement ; au microscope altération habituelle des nerfs optiques.

(1) *Leber*. Arch. für ophthal. Bd. XIV ; ablh. II, p. 177.
(2) Arch. de Méd., 1859, et Thèse *Paul Dubois*, Paris 1868.

- Nous relatons ici deux observations personnelles suivies d'autopsies.

Ces observations sont incomplètes, puisque dans l'une l'examen ophthalmoscopique n'a pas été pratiqué pendant la vie, et dans l'autre, l'examen de l'état de la vision n'a pu être complété. Telles qu'elles sont, elles n'en sont pas moins intéressantes au point de vue anatomo-pathologique, car elles montrent des lésions du nerf optique complètement indépendantes des lésions centrales médullaires ou cérébrales, qui n'existaient même pas dans un des deux cas.

Autopsie 1. — Le nommé X...., détenu au Pénitencier de Bône, entre à la fin de juin 1886, dans le service dont nous sommes chargé à l'hôpital, avec le diagnostic embarras gastrique. Il se plaint de troubles gastriques, de douleurs dans les jambes, de troubles de la vue (brouillards, diminution de l'acuité). La marche, normale les yeux ouverts, devient, les yeux fermés, très hésitante, titubante. Ce malade est de constitution chétive, émacié comme la plupart des autres détenus. Ayant à cette époque un service très chargé, quatre grandes salles toujours pleines de détenus, des décès fréquents par fièvre typhoïde, accès paludéens pernicieux (dus au séjour des détenus dans les mines de la Mokhta, et dans les campements détachés dans des régions plus ou moins insalubres) ; entreprenant de traiter nos malades par les bains froids, avec un personnel insuffisant, nous ajournons l'examen minutieux du nommé X...., que nous supposons être un tabétique. Mais comme il dit que son état est amélioré après quelques jours passés à l'hôpital, et que nous avons besoin de place, nous le faisons sortir, pensant l'étudier à un autre moment. Au commencement de juillet, on nous amène cet homme mourant d'un accès pernicieux. Il meurt quelques instants après son arrivée à l'hôpital.

L'autopsie révèle qu'il s'agit bien d'un accès pernicieux. Nous nous rappelons les divers symptômes nerveux qu'il accusait, et nous faisons des coupes de la moëlle à diverses hauteurs, des nerfs optiques, du chiasma, des bandelettes ; d'autres coupes au niveau des tubercules quadrijumeaux et des corps genouillés, du bulbe. Nous recueillons aussi des fragments des nerfs cutanés et musculaires des quatre membres.

Pour avoir des coupes de nerfs musculaires ou cutanés, portant le plus près possible des extrémités terminales de ces nerfs, nous avons suivi la méthode indiquée par M. Déjerine (1). La peau étant fixée sur une planche de liège, la couche profonde en dehors, nous avons disséqué les filets nerveux.

Nous avons ainsi obtenu des coupes de rameaux nerveux ayant de 2 à 5 dixièmes de millimètre. Ces rameaux nerveux ont été dissociés dans l'eau distillée, puis laissés 24 heures dans une solution d'acide osmique à 2 0/0, lavés de nouveau dans l'eau distillée et placés 24 heures dans du picro-carmin ; lavés encore et dissociés sur la plaque ; nous les avons montés dans de la glycérine. Toutes nos coupes ont été traitées de même.

Nous ne trouvons aucune lésion dans les parties cérébrales (bandelettes, tubercules, quadrijumeaux, etc.) ; ni dans les régions supérieures de la moëlle ; ni dans les nerfs des membres supérieurs ; ni dans les nerfs des cuisses.

Moëlle ; tout à fait à la partie inférieure de la région dorsale médullaire, un examen macroscopique permet déjà de reconnaître une altération des cordons postérieurs et des racines grises ; celles-ci sont grisâtres, atrophiées ; — les cordons postérieurs sont grisâtres, avec un aspect demi-transparent. Cette altération augmente à mesure que l'on descend vers la *région lombaire* beaucoup plus atteinte.

L'examen microscopique nous permet de constater que les éléments nerveux sont très atrophiés. On sait que l'acide osmique colore la myéline en noir grisâtre d'autant plus foncé qu'elle est plus abondante, plus saine ; le picro-carmin colore en rose le tissu connectif.

Dans quelques faisceaux, un grand nombre de fibres contiennent une myéline fragmentée, ou n'en contiennent plus du tout, étant à peine colorées en gris par l'acide osmique.

(1) Arch. de phys. 1883, N° 5. Arch. de phys. 1884, N° 2.

Mais aucun faisceau n'est altéré d'une façon complète, et nous ne trouvons que peu de fibres nerveuses simplement colorées en rose par le picro-carmin. Les lésions médullaires, quoique étendues, ne nous paraissent pas très avancées, très anciennes.

Nerfs des jambes. — *Sciatiques poplités externes droit et gauche*, altérations peu prononcées ; la plupart des faisceaux normaux, et dans les faisceaux altérés, les tubes sains dominent.

Nerf musculo-cutané gauche ; quelques faisceaux altérés dans son trajet à travers le long péronnier latéral ; lésions plus accentuées dans ses rameaux terminaux (nerfs collatéraux du troisième et du quatrième orteils) ;

Nerf musculo-cutané droit ; normal jusqu'à ses rameaux terminaux (collatéraux dorsaux, altérés) ;

Tibial antérieur gauche ; plusieurs faisceaux altérés dans ses rameaux destinés au jambier antérieur et aux extenseurs ;

Tibial antérieur droit ; altérations considérables, surtout dans certains faisceaux où les tubes ont presque complètement disparu ; altérations dans tout le trajet du nerf ;

Saphène externe gauche ; altérations légères, nettes cependant dans certains faisceaux ;

Saphène externe droit ; altérations un peu plus accentuées ;

Tibials postérieurs ; le droit et le gauche sont les nerfs qui présentent les plus grandes altérations. Dans un grand nombre de fibres, la myéline a complètement disparu, surtout sur le droit, la plus grande partie des tubes est à peine colorée par l'acide osmique. *Les nerfs plantaires* externe et interne, droit et gauche, présentent des altérations analogues, très étendues ; beaucoup de gaînes vides, surtout dans le nerf plantaire interne droit.

Nerf optique. Le nerf optique droit est normal ; le chiasma, normal ; les origines des nerfs, normales.

Les lésions sont limitées au *nerf optique gauche* et sont

situées près du globe oculaire. Nous trouvons là au côté externe, un foyer de dégénérescence de forme triangulaire, très irrégulière, à sommet se dirigeant vers l'axe du nerf, à base située à la périphérie du nerf ; base ayant d'avant en arrière 1 cent. 1/2 de long environ. A ce niveau le nerf est ridé (plissement de sa gaîne), ramolli, grisâtre.

L'examen microscopique ne fait découvrir dans la partie dégénérée aucun faisceau indemne ; tous les faisceaux sont altérés, et de plus, ne contiennent que quelques rares fibres se colorant encore nettement avec l'acide osmique ; la plupart des fibres sont devenues des fibrilles connectives, indifférentes, colorées en rose comme le reste du tissu connectif, ou en gris clair ; cependant, au milieu de cette grande quantité de fibres altérées, il en est quelques-unes très rares qui tranchent en noir ; mais la myéline est fragmentée. En résumé, presque pas de fibres indemnes. L'altération nous paraît beaucoup plus ancienne encore qu'aux nerfs des jambes ; les plus atteintes l'étant en plus grand nombre et plus profondément.

Nous pourrions classer ainsi les régions par ordre d'altération :

Nerf optique gauche ;
Nerfs cutanés des jambes ;
Nerfs musculaires des jambes ;
Moëlle (région lombo-dorsale).

Autopsie 2. — En juillet 1887, X..., sergent de tirailleurs, chargé du recrutement d'une compagnie en garnison à Akbou (division de Constantine), vient nous demander une consultation à l'hôpital-ambulance que nous dirigions alors. Sa vue, dit-il, baisse depuis un an, il a des rêves terrifiants, de la dyspepsie, de la cystite. Nous le faisons marcher les yeux ouverts et fermés, faire halte ou demi-tour au commandement, se tenir à cloche-pied, etc. Pas d'incoordination. Bien qu'il soit indigène, il est adonné à l'alcool, à l'absinthe surtout ; de plus, syphilitique. Tremblement des doigts très accusé. Nous portons à priori le diagnostic d'alcoolisme, avec troubles visuels alcooliques et

syphilitiques. Mais un examen plus attentif nous fait voir
que les troubles visuels ont une autre origine. Examen fonctionnel ; pas de mouches, pas de lueurs. Légers brouillards,
non constants O. D. A $=\frac{1}{2}$; O. G. A $= \frac{1}{10}$.

Le champ visuel est recherché à l'aide d'un tableau noir.
O. D. champ visuel normal ; O. G. rétréci très irrégulièrement ou plutôt non concentriquement ; il y a deux scotomes,
l'un en dehors, l'autre en dedans, dont l'étendue nous paraît
assez grande; mais, ne pouvant faire comprendre au malade ce
que nous cherchons, et n'en obtenant pas de réponses précises,
il nous est impossible de mesurer exactement cette étendue
par rapport au champ visuel. Ces scotomes existent aussi bien
pour le blanc que pour les couleurs rouge, vert, jaune, bleu.

Examen ophthalmoscopique : Myosis des deux côtés plus
prononcé à gauche. Pas d'iritis, rien aux cristallins. Examen
à l'image renversée. Cristallins normaux. Corps vitrés normaux. Pas de névrite. Pas d'infiltration autour de la papille,
aucune trace de retino, chroroïdite syphilitique. Papille
droite normale. Papille gauche moins rosée, blanchâtre.
Vaisseaux normaux.

Bien qu'admettant une atrophie papillaire tabétique, nous
prescrivons une diminution progressive de l'alcool, et remet-
tons à huitaine un second examen plus approfondi, le malade
devant revenir nous voir toutes les semaines ; les jours suivants, ayant rencontré le sergent en état d'ivresse, nous
pouvons nous assurer que le régime que nous avons prescrit
ne sera pas suivi. D'ailleurs, le sergent ne vient plus nous
demander de consultations. A la fin d'août il est trouvé assas-
siné dans un ravin près d'Akbou. Nous sommes requis
comme médecin-expert par la justice, et nous faisons l'autopsie. Il a des fractures multiples du crâne, sa propre
baïonnette lui a été enfoncée à la partie postérieure du thorax
jusqu'à la garde, le poumon gauche et l'aorte sont perforés.
Passons sur ces lésions qui ici ne présentent pour nous aucun
intérêt. Nous avons recueilli, afin de vérifier notre diagnostic de tabes, des coupes de la moëlle, du chiasma, des bandelettes optiques, des corps genouillés, des tubercules quadrijumeaux, des nerfs optiques, du bulbe, des nerfs des

membres. Nous avons examiné ces parties après durcissement dans l'acide chromique, qui colore en verdâtre les parties nerveuses saines ; c'était la seule matière colorante que nous eussions pour un examen microscopique, dans notre hôpital-ambulance, — aussi ne pouvons-nous rien affirmer en ce qui concerne les extrémités terminales des nerfs des membres, mais l'acide chromique peut suffire pour la moëlle, les gros troncs nerveux, etc. Les examens macroscopiques et microscopiques des parties cérébrales médullaires et périphériques, ne nous ont permis de découvrir qu'une seule lésion : elle siégeait dans le nerf optique gauche, près de son entrée dans le globe. A ce niveau, nous avons trouvé deux foyers de dégénérescence, situés aux côtés externe et interne du nerf, allongés, de forme irrégulièrement olivaires, ayant l'un 1 centimètre, l'autre 1 cent. 1/2, périphériques, n'atteignant pas l'axe du nerf. L'examen à l'œil nu permettait de reconnaître ces foyers de dégénérescence. Sur des coupes vues au microscope, les parties malades ressortaient en clair, au milieu de la teinte verdâtre des parties saines voisines. Les deux foyers de dégénérescence trouvés par nous, correspondaient aux deux scotomes accusés par le malade ; malgré l'alcoolisme et la syphilis de notre malade, nous considérons ce cas, étant donné les résultats de notre examen pratiqué pendant la vie, l'absence de tumeurs ou lésions cérébrales quelconques, l'existence de deux scotomes pour toutes les couleurs, de deux foyers de dégénérescence, comme une atrophie du nerf optique tabétique.

Diagnostic. — *Les paralysies oculaires de l'ataxie* se distinguent des *paralysies oculaires d'origine cérébrale*, par leur marche plus rapide, leur apparition et leur disparition brusque, par l'absence de vertiges, de maux de tête, de troubles psychiques, de paralysies des membres ; par la rareté de leur extension à tout le territoire d'un nerf ; par la concomittence, enfin, de quelques autres symptômes n'ayant aucun rapport avec la vision, et observés fréquemment dans l'ataxie (symptômes urinaires, génitaux, gastriques, douleurs spéciales, etc., etc.).

Les paralysies dyscrasiques (albuminurie, diabète) peu-

vent aussi être fugaces, mais elles s'en distinguent de suite
par des troubles de rétinites, par des symptômes généraux,
spéciaux, par les résultats de l'analyse des urines.

Le myosis tabétique est particulier (signe d'Argyll Robertson, raideur pupillaire).

L'atrophie papillaire ne peut pas être confondue avec une
névrite : outre les signes ophtalmoscopiques, très différents
dans l'une et l'autre affection, l'examen fonctionnel permet
de séparer nettement les névrites.

« Dans les névrites, le champ visuel des couleurs ne se
rétrécit pas concentriquement. Les limites du blanc sont à peine
rétrécies, tandis que les contours des divers champs, de perception des couleurs, sont irréguliers, et empiètent les uns sur
les autres. Ainsi, par exemple, la ligne qui sert de démarcation
au champ de perception du rouge, au lieu de rester toujours en dedans de celle du bleu, comme à l'état normal,
rencontre celle-ci, et la coupe en plusieurs points (Abadie). »

L'atrophie du glaucome, avec son excavation caractéristique, son rétrécissement du champ visuel, non pas concentri-
que, mais très marqué en dedans, la conservation des couleurs, etc., constitue une atrophie tout à fait à part.

Plusieurs auteurs décrivent une *atrophie simple, idiopathique,* survenant sans cause appréciable, sauf quelques
maux de tête ; les deux yeux sont atteints ; la marche progresse jusqu'à la cécité; la vision centrale persiste pendant
longtemps ; la dyschromatopsie est la même que dans l'atrophie tabétique. Le traitement débilitant est aussi nuisible
dans cette variété que dans l'atrophie tabétique.

Suivant Charcot, la plupart des atrophies, dites essentiel-
les, sont des atrophies symptomatiques d'affections cérébrales, plus souvent de tabes se développant plus tard.

Les atrophies consécutives aux névrites ont des caractères
spéciaux que nous décrirons plus loin.

Le diagnostic est *généralement facile* à établir entre
une *atrophie par névrite rétro-bulbaire* et une atrophie tabétique (de Grœfe, Leber, Uhthoff, Samelshon, de Wecker (1).

(1) *Leber.* Arch. für ophth. T. XVII. 2ᵉ partie, p. 240 (atrophie héréditaire

Ces atrophies par névrites rétro-bulbaires ont toutes pour caractères communs d'être consécutives à une névrite ayant pris naissance en arrière du bulbe, qui ne s'est traduit par aucun signe ophtalmoscopique net ; de présenter une atrophie limitée à la région temporale ; de s'accompagner de scotome central, avec dyschromatopsie particulière, d'être le plus souvent bilatérales, de pouvoir guérir ou s'améliorer, et de ne jamais arriver à la cécité absolue.

L'atrophie alcoolique, l'atrophie héréditaire sont des atrophies par névrite rétro-bulbaire.

1. *Atrophie alcoolique.* — Signes fonctionnels :

Marche très lente ; pas de rétrécissement du champ visuel (surtout pour le blanc et le bleu, car, parfois, insensibilité limitée à la périphérie pour le vert et le rouge) ; scotome central pour le rouge et le vert, finalement poue le blanc. — Troubles visuels bilatéraux. Jamais de cécité complète. Réduction de l'acuité au-dessous de 1/20 exceptionnel.

Les malades voient mieux avec un faible éclairage à cause du scotome central et du myosis que provoque un fort éclairage ; hallucinations de la vue ; sensations lumineuses, éclairs, ctincelles.

Signes ophtalmoscopiques :

Papille hyperhémiée au début, voilée par un léger nuage ; plus tard, blanchâtre dans la partie temporale ; vaisseaux atrophiés. Atrophie bilatérale, égale des deux côtés (la teinte blanchâtre au début deviendrait dans le segment temporal à la longue bleuâtre et même verdâtre avec l'ophtalmoscope de de Wecker).

L'altération consiste anatomiquement en un développement du tissu connectif qui étouffe les éléments nerveux ; les parties atteintes sont beaucoup plus rétractées que dans l'atrophie grise ; les mailles beaucoup plus étroites ; on trouve dans les foyers dégénérés çà et là, un nombre relativement grand de fibres intactes, avec leur myéline normale, ce qui n'a pas lieu dans l'atrophie tabétique où le tissu nerveux est

par névrite rétro-bulbaire). — *Uhthoff*. Arch, für opht. 1887. T. XXXII 4, p. 95 et XXXIII, 1, p. 257.
Samelshon. Arch. für ophth. T. XXVIII, p. 1 de *Wecker*, in traité d'opht.

beaucoup plus atteint. Ici, les fibres nerveuses sont compri-
mées, déformées par l'hyperplasie du tissu connectif. Dans
l'atrophie tabétique, le cylindre-axe est atteint, disparaît
même, mais la fibre garde sa forme. Les vaisseaux ont des
parois épaissies, sclérosées, à ouverture étroite, tandis qu'ils
sont largement béants dans l'atrophie grise.

2. *Atrophie héréditaire.* — Des cas ont été cités jadis par
Beer, Demours, qui ont vu des frères et des sœurs d'une
même famille, devenir aveugles, presque au même âge. A
cette époque, il était impossible d'explorer les membranes
profondes de l'œil. De Grœfe l'a classée dans les atrophies par
névrite rétro-bulbaire.

Leber en a publié plusieurs cas (1).

L'hérédité peut n'être pas directe (père et mère sains) mais
collatérale.

Signes fonctionnels :

Cécité subite, mais incomplète. Elle reste stationnaire au
bout de quelques semaines. Les malades ne peuvent plus lire,
mais peuvent se conduire.

Même champ visuel, même dyschromatopsie que dans
l'atrophie alcoolique. Sensations lumineuses subjectives (étincelles et éclairs) au début ; ces sensations lumineuses peuvent exister, il est vrai, mais exceptionnellement dans le
tabes où « malgré l'affaiblissement de la vision, la rétine et le
nerf optique peuvent, au début, offrir un certain degré d'exci-
tabilité anormale qui se traduit par des sensations de lueurs,
d'étincelles, de phosphènes, de la photophobie « Robin (1). »

Atrophie bilatérale rapidement ; symptômes généraux :
nervosisme, migraines, vertiges, vomissements, épilepsie, etc.

Début de 12 à 30 ans (dans le tabes de 30 à 50).

Signes ophtalmoscopiques :

Les mêmes que dans l'atrophie alcoolique.

Pronostic : relativement bénin. Jamais de cécité complète.

L'atrophie blanche, cérébrale a été ainsi désignée par
opposition à l'atrophie grise spéciale. Elle est ascendante ou
descendante (de Wecker).

(1) In loc. cit.

1º *Forme ascendante de l'atrophie blanche :*

Il y a destruction de l'épanouissement oculaire du nerf optique, et il existe par conséquent des signes ophtalmoscopiques qui permettent d'établir un diagnostic différentiel avec l'atrophie tabétique (rétinites, décollements, suppuration intra-oculaires, etc.).

C'est l'atrophie d'origine intra-oculaire d'Abadie : atrophie suite de chorio-rétinite pigmentaire, d'embolie rétienne, de rétinite péri-vasculaire, glycosurique, paludéenne (Galezowski), etc.

On retrouvera dans les *atrophies consécutives aux rétinites*, les lésions des rétinites qui en sont le point de départ, et des symptômes de la maladie générale cause de la rétinite.

Chez les malades atteints *d'atrophie consécutive à une névrite*, on aura les éléments de diagnostic suivants : névrite ayant pu être antérieurement constatée; signes persistants d'une névrite antérieure ; artères diminuées de volume ; veines tortueuses ; infiltrations péri-papillaires ou péri-vasculaires ; bords de la papille diffus ; papille plutôt grisâtre que blanchâtre ; troubles cérébraux fréquents ; champ visuel différent.

Dans *l'atrophie par embolie*, les troubles visuels surviennent brusquement, la cécité est ou complète, ou en secteur (hémiopie) s'il n'y a qu'une branche rétinienne atteinte. Les artères oblitérées tranchent en filaments blancs sur le fond rouge de l'œil ; on retrouve des traces d'exsudations blanchâtres ou hémorrhagiques dans la macula, le long des vaisseaux oblitérés. Cette affection reste limitée à un œil.

2º *Forme descendante de l'atrophie blanche :*

Ici, le point de départ est situé loin des parties que nous pouvons atteindre avec l'ophtalmoscope, et il faut souvent beaucoup de minutie pour établir le diagnostic, cette variété d'atrophie s'accompagnant souvent de myosis, de paralysies oculaires comme l'atrophie de l'ataxie. Elle peut être consécutive à une névrite descendante, ou à une simple compression (W. Coster, de Grœfe, Blessig, Forster (deux cas), Davidson (un cas dû à un abcès intra-crânien guéri par la

---

(1) In. loc. cit. Un de nos tabétiques présentait ces sensations lumineuses. (Phosphènes).

trépanation), Trück (hydrocéphabie), Vulpian (un cas par
compression due à une hémorrhagie) (1).

Signes ophtalmoscopiques : bords nettement accusés comme dans l'atrophie tabétique. Coloration encore plus blanche,
pour d'autres auteurs, plus bleuâtre, ou même plus verdâtre
que dans l'ataxie (ophtalmoscope à trois plaques, de Wecker).

(La coloration est un mauvais signe différentiel, elle varie
trop avec l'ophtalmoscope et le mode d'examen employés
(image droite ou image renversée), et surtout avec l'éclairage).

Vaisseaux atrophiés. Infiltration séreuse s'il a préexisté
une névrite, (infiltration ne se dissipant jamais complètement,
Galezowski) (2).

Excavation centrale plus développée que dans l'atrophie tabétique, lame criblée très visible (pas visible chez les ataxiques,
à part les dispositions physiologiques dont il faut tenir compte).

Signes fonctionnels :

Atrophie répartie sur les deux yeux ; symptômes généraux
(hémiplégie, hémianesthésie, etc.) ; symptômes cérébraux
(céphalalgies intenses et fréquentes, compression d'autres
nerfs (auditif, facial, olfactif) ; parfois hémiopie.

Conservation des couleurs, moins réduites en tous cas que
dans l'ataxie ; champ visuel réduit non pas concentriquement
mais périphériquement par secteurs.

Pronostic moins mauvais que dans l'ataxie. Dépend de la
cause.

Les lésions de l'atrophie blanche portent non seulement sur
les éléments nerveux, mais aussi sur le tissu connectif qui
est raréfié, à noyaux rares ; les vaisseaux ont des parois
sclérosées, à ouverture étroite.

M. Galezowski (3) pense que la syphilis peut donner une
atrophie syphilitique existant seule, sans autre symptôme
oculaire, sans symptômes médullaires. C'est possible. Mais
nous devons faire observer que d'une part dans l'ataxie on
trouve aussi des atrophies sans autres symptômes, et que

(1) *Davidson*. Ann. d'oc. 1877, p. 36. — *Blessig*. Pétersburger méd. Zeitschr.
X. 2. — *W. Coster*. Ann. d'oc., t. LIX, p. 94. — *Vulpian*, arch. de phys. 1868.
(2) Ann. d'oc., Paris 1863.
(3) Journ. d'opht., juin 1872.

d'autre part une grande partie des ataxiques sont syphilitiques. Suivant M. Fournier, l'atrophie syphilitique succéderait
à une névrite, et n'apparaîtrait pas sans autre symptôme
oculaire.

Quand il n'existe que des signes d'atrophie, que la papille
présente l'aspect de l'atrophie tabétique, il ne nous paraît
guère possible d'attribuer cette atrophie à la syphilis, plutôt
qu'à l'ataxie. Mais s'il existe au contraire d'autres lésions
oculaires caractéristiques de la syphilis (papillite, choroïdo-
rétinite syphilitique, trouble du corps vitré), si la papille a un
aspect sale et grisâtre différent de celui de l'atrophie tabétique,
s'il y a faiblesse relative des douleurs fulgurantes, absence
de tout phénomène d'incoordination, on doit penser à une
forme fruste de tabes, d'origine syphilitique. L'action du traitement spécifique pourra alors diminuer la gravité du pronostic. Ces cas de tabes frustes (pseudo-tabes syphilitique)
peuvent en effet guérir rapidement (1), à moins qu'il n'y ait
amaurose. Mais s'il y a amaurose, nous ne pensons pas que
la guérison puisse être espérée.

M. Abadie fait remarquer qu'il n'est pas encore prouvé que
la syphilis seule puisse donner des atrophies vraies du nerf
optique, isolées, présentant les mêmes symptômes, les mêmes
signes ophtalmoscopiques que l'atrophie tabétique, et qu'il n'y
a pas d'exemple de guérison probant d'une semblable affection.

M. Galezowski admet aussi l'existence d'*atrophies gastriques* (2). Elles s'accompagneraient de douleurs lancinantes,
de migraine, de troubles généraux, gastriques, de faiblesse
des jambes, d'hésitation dans la marche. L'aspect ophtal-
mologique serait le même que dans l'ataxie; ici aussi, l'amaurose serait progressive, lente, débutant d'abord dans un œil ;
la dyschromatopsie la même. Mais c'est là le syndrome clinique d'un tabes avec troubles gastriques, sans incoordination
marquée. Des exemples de tabes semblables sont communs, et
dans ce cas, l'atrophie est non pas gastrique, mais tabétique.

(1) Arch. de méd. militaire de janvier 1889. Un cas de tabes syphilitique guéri
en 3 mois avec des doses massives d'iodure et de pommade mercurielle en
frictions. *Germaix*.

(2) Journ. d'opht., Paris 1872.

Obs. Charcot. — Coud.... ataxique, dortoir Saint-Charles, 55 ans. Elancements dans l'orbite, cécité à gauche, puis cécité à droite. Trois ans plus tard : douleurs fulgurantes dans la tête et les muscles des membres ; gastrite. Pas d'incoordination.

Obs. *personnelle*. — M. M... est envoyé en 1884 à l'hôpital de Bourbonne pour « sclérose de la moëlle remontant à 8 ans. »

M. M... a déjà suivi inutilement plusieurs traitements : trois saisons de Bourbonne en 1881, 1882, 1883. Strychnine, pointes de feu, électricité.

En 1884, M. M... est atteint d'une constipation que rien n'a pu vaincre jusqu'ici et à laquelle se joignent différents troubles intestinaux : inappétence, ballonnement après le repas, constriction épigastrique continuelle ; douleurs de tête ; cauchemards revenant chaque nuit ; brouillards ; diminution de l'acuité visuelle ; myosis double ; abolition des désirs vénériens.

Pendant la saison, il a eu plusieurs accès de vertige amenant des chutes sans perte de connaissance ; et des crises gastralgiques assez violentes pour nécessiter la prescription immédiate d'injections de morphine.

M. M..., très irritable, très excité, constamment en colère, ne quitte pas sa chambre et refuse de sortir, se sachant sujet à des chutes précédées de vertiges.

Parfois tous ces symptômes cèdent pendant quelques jours, puis se représentent de nouveau par accès. En présence de la durée de ces accidents, de leur violence, qu'aucun traitement n'a calmé, de leur retour par accès, de la coïncidence d'un myosis double, de brouillards, de diminution dans l'acuité visuelle, et de l'abolition des désirs vénériens, on conclut à l'hôpital à une forme fruste de tabes. En 1885, atrophie double. En 1887, incoordination nette.

Dans la paralysie générale, l'atrophie papillaire est très rare. Galezowski et Voisin ne l'ont constatée que deux fois sur quarante, et encore dans un cas, y avait-il embolie de l'artère centrale. Wendt, Furstner (1), n'ont eu que des résultats négatifs. Roy 4/72 ; Bouchut, Magnan, de Grœfe, de 5 à 10 0/0 (2).

Suivant Galezowski, l'atrophie de la paralysie générale serait toujours accompagnée d'œdème papillaire ; la papille est blanchâtre, les vaisseaux atrophiés.

Ces caractères se rapprochent de ceux des atrophies consécutives aux névrites.

(1) (Allg. Zeitschr. f. psychiatrie XXV, H. 1-2).
(2) *Magnan*, Gaz. méd. 1876.

.Suivant Magnan, les cylindres-axes seraient sans myéline ; la sclérose serait annulaire, donnant naissance à de larges cloisons de tissu connectif. Les parois des vaisseaux seraient épaisses: (sclérose à début péri-vasculaire).

La symptomatologie de cette atrophie est encore peu connue, l'étude du champ visuel et de l'acuité est à peu près impossible à cause de l'état mental de ces maladies.

Atrophie de la sclérose en plaques. — M. Abadie propose de donner à l'atrophie grise, spinale, le nom d'atrophie parenchymateuse, l'opposant à l'atrophie interstitielle.

L'atrophie de la sclérose en plaques est une atrophie interstitielle. Dans l'atrophie grise, le tissu nerveux est frappé tout d'abord, et disparaît rapidement. Dans l'atrophie interstitielle, c'est le tissu connectif qui est atteint, hypertrophié : il étouffe les éléments nerveux, mais laisse intacts un certain nombre de cylindres-axes, amoindris comme volume, mais encore capables d'une certaine conductibilité. Aussi l'atrophie parenchymateuse conduit-elle à une cécité absolue, l'interstitielle, non. On remarquera que nous avons donné ces signes différentiels pour l'atrophie consécutive aux névrites rétro-bulbaires, les lésions en seraient les mêmes comme aspect microscopique et n'en différeraient que par leur siège limité dans la névrite rétro-bulbaire.

Le nystagmus est plus fréquent dans la sclérose.

Un autre bon signe clinique différentiel entre l'atrophie tabétique et celle de la sclérose, est la marche différente de la dyschromatopsie.

Dans le tabes, elle est plus précoce que dans la seconde. On peut voir le champ visuel réduit considérablement pour les couleurs et non pour le blanc. Dans la sclérose en plaques, au contraire, le rétrécissement du champ du blanc a lieu bien avant celui des couleurs. (Abadie, Charcot). « Dans l'atrophie interstitielle, le défaut de perception des couleurs ne survient qu'à la dernière heure et quand la désorganisation est complète. Il résulte de nos observations personnelles que si l'acuité visuelle étant encore supérieure à 1/5, le vert n'est plus perçu, si le rouge et le jaune ne sont reconnus qu'avec difficulté, on aura affaire à une atrophie parenchymateuse.

Si, au contraire, l'acuité étant inférieure à 1/10, la perception des couleurs se maintient dans un état satisfaisant, il est
plus que probable qu'il s'agit là d'une atrophie interstitielle
(1). » La coloration de la papille n'a pas, nous l'avons dit,
une grande valeur pour le diagnostic. Elle est plutôt blanchâtre dans l'atrophie tabétique, et bleuâtre dans la sclérose.
Les contours de la papille sont nets, les artères sont diminués
de calibre, les veines tortueuses. En résumé, les trois grands
caractères cliniques sont : la conservation de la perception des
couleurs, la cécité incomplète, la fréquence du mystagmus.

Nous allons, sous forme de tableau, résumer les signes
différentiels de l'atrophie tabétique avec les principales atrophies. *Nous éliminerons d'abord : l'atrophie du glaucome,*
qui a des signes trop différents pour qu'on puisse la confon-
dre avec l'atrophie tabétique ; *l'atrophie par embolie* pour la
même raison.

L'atrophie blanche (forme ascendante), consécutive à des
lésions intra-oculaires faciles à reconnaître et sur lesquelles
il n'est pas nécessaire d'insister ; *l'atrophie syphilitique et
l'atrophie gastrique* qui nous paraissent être des atrophies
tabétiques ; *l'atrophie idiopathique,* pour la même raison ;
l'atrophie de la paralysie générale, très rare.

Nous ne retiendrons que les atrophies consécutives aux
névrites ou papillites ; les atrophies consécutives aux névrites
rétro-bulbaires ; l'atrophie blanche (forme descendante) ; l'a-
trophie de la sclérose en plaques. (*Voir le tableau page 44.*)

La présence des troubles oculaires est de la plus grande
utilité pour diagnostiquer l'ataxie locomotrice, d'un certain
nombre d'autres affections nerveuses avec lesquelles elles
pourrait être confondue, au moins au début, au moment où les
troubles de motilité n'existent pas encore, ou sont peu accusés.

M. Charcot a cité le cas de deux malades présentant les
mêmes symptômes, l'un tabétique, l'autre atteint d'une tu-
meur cérébrale, chez lesquels le diagnostic différentiel pût être
fait par M. Galezowski, d'après l'aspect seul de la pupille. (2)

Nous résumons ces deux cas sous forme de tableau :

(1) Ann. d'oc., T. LXXX, p. 196. Abadie.
(2) Mouvement méd. N° 24, 1872

<table>
<tr><td align="center">1ʳ Malade
—
Tabes
—</td><td align="center">2· Malade
—
Tumeur d'un lobe occipital, démon-
trée à l'autopsie
—</td></tr>
<tr><td>Céphalalgie intense, rémittente, frontale et occipitale ; douleurs à la nuque.</td><td>Idem.</td></tr>
<tr><td>Douleurs dans les globes oculaires.</td><td>Idem.</td></tr>
<tr><td>Cécité des deux côtés.</td><td>Idem.</td></tr>
<tr><td>Douleurs fulgurantes.</td><td>Idem.</td></tr>
<tr><td>Crises gastriques, vomissements.</td><td>Idem.</td></tr>
<tr><td>Pas de troubles de motilité.</td><td>Titubation.</td></tr>
<tr><td>Papille tabétique.</td><td>Atrophie consécutive à une névrite optique.</td></tr>
</table>

Outre les signes ophtalmoscopiques fournis par la papille, nous citerons encore parmi les troubles oculaires suffisants pour faire admettre un tabes : le myosis tabétique, la diplopie et les paralysies fugaces du début ; l'ophtalmoplégie progressive, quand on la rencontre.

Nous avons groupé de la façon suivante les symptômes présentés par nos tabétiques au point de vue du diagnostic de la maladie au début. (1) *Nous éliminons, bien entendu, l'incoordination qui ne fait pas partie de la symptomatologie de la période initiale :*

1ᵉʳ *Groupe :* Ceux qui se retrouvent dans un grand nombre de maladies, tels que la plus grande partie des troubles de la sensibilité générale, presque tous les troubles de la sensibilité spéciale (sauf l'amaurose, le myosis, la surdité) et les sensations douloureuses en général.

2ᵉ *Groupe :* Ceux qui se retrouvant fréquemment dans d'autres maladies, s'observent avec les mêmes caractères, mais *plus fréquemment* dans l'ataxie, tels que : la perte du réflexe rotulien, les douleurs fulgurantes, etc.

3ᵉ *Groupe :* Ceux qui se retrouvant fréquemment dans d'autres maladies, affectent chez les tabétiques *une marche spéciale* : la surdité, les crises viscérales, les anesthésies et hyperesthésies passagères et en plaques.

(1) *Des troubles sensitifs de l'ataxie,* 1890, Reims, Matot-Braine, édit. (Germaix).

DIAGNOSTIC DE L'ATROPHIE TABÉTIQUE [1]

Atrophie tabétique (grise, spinale) Atrophie parenchymateuse d'Abadie	Atrophie blanche, cérébrale Forme descendante (de Wecker)	Atrophie consécutive aux névrites ou papillites	Atrophie consécutive aux névrites rétro-bulbaires (Leber, de Wecker, etc.)	Atrophie de la sclérose en plaques Atrophie interstitielle d'Abadie
I° Signes fonctionnels				
Troubles spinaux ou périphériques.	*Troubles cérébraux et généraux, variant suivant la cause :* tumeurs cérébrales, foyers hémorrhagiques, abcès, exostoses, hydrocéphalie, etc.; hémianesthésie, hémiplégie, compression d'autres nerfs : olfactif, auditif, facial, etc.	*Troubles cérébraux* plus ou moins accusés. Tumeurs intra-crâniennes, ramollissement cérébral, méningite.	*Troubles cérébraux ou généraux, variant suivant la cause,* alcool, rhumatisme, diabète, hérédité, etc.	*Troubles généraux de la sclérose.*
Rétrécissement du champ visuel, généralement concentrique.	Non concentrique, par secteurs	Concentrique.	Scotome central. Pas de rétrécissement du champ visuel.	Non concentrique par secteurs.
Dyschromatopsie. Le vert disparaissant d'abord, puis le rouge, puis le jaune, puis le bleu, réduction du champ des couleurs précédant le rétrécissement du champ du blanc ou réduction proportionnelle des champs du blanc et des couleurs.	*Pas de dyschromatopsie.* En tous cas, perception des couleurs beaucoup moins réduite que dans l'ataxie.	*Dyschromatopsie,* suivant le même ordre que dans l'ataxie, mais champs des couleurs irréguliers, non concentriques, empiétant les uns sur les autres.	*Dyschromatopsie particulière :* scotome central, au début uniquement pour le vert et le rouge.	*Dyschromatopsie* suivant un ordre inverse à celui de l'ataxie, réduction du champ du blanc, précédant de longtemps le rétrécissement des champs des couleurs.
Paralysies musculaires, myosis tabétique.	*Paralysies musculaires, myosis fréquent.*	*Paralysies musculaires.*	*Idem.*	*Idem. Nystagmus fréquent.*
Unilatérale puis bilatérale.	*Bilatérale d'emblée souvent, parfois hémiopie.*	Uni ou bilatérale.	*Bilatérale, égale des deux côtés.*	*Uni ou bilatérale.*
Paraît de 30 à 50 ans.	*Age variable suivant la cause.*	*Idem.*	*Idem. Dans le cas d'hérédité de 12 à 30 ans.*	*De 30 à 50 ans.*
Marche progressive. Cécité en 2 ou 4 ans.	Variable suivant la cause.	Rapide.	Très lente.	Lente.
Pronostic fatal.	Variable suivant la cause, moins mauvais que dans l'ataxie.	*Idem.*	Relativement bénin. Cécité toujours incomplète, amélioration fréquente.	*Idem.* Cécité rarement absolue.
II° Signes ophtalmoscopiques				
Bords de la papille : tranchant nettement sur le fond rouge.	*Idem.*	*Diffus.* Infiltrations péripapillaire.	Comme à l'état physiologique.	Tranchant nettement sur le fond rouge.
Coloration de la papille : blanc grisâtre.	Blanchâtre devenant plus tard bleuâtre ou même verdâtre (ophtalmoscope de Wecker).	Grisâtre, terne.	Blanchâtre, mais la décoloration est limitée à la partie temporale.	Blanchâtre, parfois bleuâtre.
Excavation de la papille : normale.	Profonde, lame criblée très visible.	Normale.	*Idem.*	Excavation plus prononcée que dans l'ataxie.
Vaisseaux normaux.	*Atrophiés.*	Artères grêles accompagnées parfois d'infiltrations, veines variqueuses.	Atrophiés.	*Idem.*
Fond de l'œil : normal.	*Idem.*	Infiltration rétinienne.	Suivant la cause, infiltration ou non dans la rétine.	Fond de l'œil normal.
III° Signes anatomiques				
Éléments nerveux très altérés mais non déformés.	*Idem.*	Les lésions anatomiques sont celles de la névrite; à une époque plus avancée, celles de l'atrophie blanche.	Éléments nerveux moins altérés que dans l'ataxie, mais comprimés et déformés.	*Idem.*
Tissu connectif, peu hypertrophié, paraît prépondérant, surtout à cause de l'atrophie des éléments nerveux.	Raréfié. Noyaux rares.		Tissu connectif, hypertrophié. Noyaux très nombreux.	*Idem.*
Vaisseaux du nerf optique, béant.	Épaissis, sclérosés, à ouverture étroite.		*Idem.*	*Idem.*
Lésions s'étendant progressivement à tout le nerf.	*Idem.*		Lésions restant limitées à la partie centrale du nerf. Du côté temporal de la papille, amincissement de la couche des fibres nerveuses.	Lésions pouvant s'étendre à différentes parties du nerf.

(1) Ce tableau doit être lu de gauche à droite.

4ᵉ *Groupe :* Le plus important, car il comprend les symptômes caractéristiques du tabes, ceux qui ne se retrouvent dans aucune autre maladie, ou ne s'y rencontrent que d'une façon si exceptionnelle qu'ils paraissent propres au tabes.

Ces symptômes sont au nombre de trois. Or, ce sont des troubles oculaires : 1° l'état de la papille ; 2° le myosis tabétique ; 3° les paralysies oculaires, fugaces, sans altérations des urines.

Il est parfois très difficile de faire un diagnostic précis entre un tabes vrai et un pseudo-tabes. On doit se baser sur la période préataxique écourtée ou absente dans le pseudo-tabes, sur l'absence des phénomènes douloureux, classiques, du tabes vrai, et surtout sur les troubles oculaires qui sont différents et manquent pour la plupart.

Diagnostic oculaire (Parinaud) (1)

Tabes vrai	Pseudo-Tabes
Pupille, signe de Robertson.	Néant.
Paralysies oculaires.	Néant.
Nerf optique : papille tabétique.	Lésions de l'alcoolisme, de la syphilis, etc.
Rétrécissement du champ visuel, débutant par la périphérie.	Scotome central au début.
Marche de l'amaurose : progressive.	Marche ; rémissions (2) et parfois guérison.
Dyschromatopsie (vert ou rouge), mal perçus ou non perçus.	Idem. (3)
Diminution de l'acuité.	Idem.
Brouillards, nuages.	Idem.

Obs. — **Pseudo-tabes par intoxication** (4)

M. X..., 30 ans, capitaine d'artillerie, présentait : des douleurs fulgurantes ; de l'hésitation de la marche, de la titubation, nette surtout les yeux fermés ; le malade ne jetait pas ses jambes de travers, n'avait pas de mouvements désordonnés (mais il en est souvent ainsi dans le tabes vrai au début);

(1) Prog. méd. N° 32, 1884.
(2) Cécité jamais absolue.
(3) Dyschromatopsie différente ici, scotome central pour le rouge et le vert seulement, au moins dans l'alcoolisme. (de Wecker).
(4) Isaza. Thèse, Paris 1878.

de l'abolition du réflexe rotulien des deux côtés ; des troubles
de la vue (nuages) surtout du côté droit. On hésitait entre un
tabes vrai et un pseudo-tabes alcoolique. Ce dernier diagnostic
fut confirmé plus tard par l'apparition du délirium alcoolique,
et par la guérison obtenue. Il est vrai que le malade accusait
depuis longtemps la sensation d'animaux grimpants le long
des jambes (mais les fourmillements sont fréquents dans le
tabes vrai).

*M. de Wecker avait diagnostiqué une lésion oculaire due
plutôt à un pseudo-tabes* (alcoolique).

Nous avons relevé 29 erreurs de diagnostic faites au début
de la maladie, quand l'incoordination n'était pas encore nette,
sur les malades dont nous avons pris les observations à
Bourbonne (environ la moitié des cas) ;

De 1870 à 1884 :

15 ataxiques ont été envoyés par leurs médecins à l'hôpital
de Bourbonne pour *rhumatisme*, articulaire ou musculaire ;

5 pour sciatique ;

4 pour paraplégie ;

2 pour maladies nerveuses centrales autres que l'ataxie ;

1 pour gastralgie :

1 pour névrite optique.

Un malade fut envoyé en 1875 pour « rhumatisme » ; inscrit à l'hôpital avec le diagnostic « sciatique » ; revenu en
1882 pour « rhumatisme » ; en 1883 pour « paraplégie. »
Enfin, le diagnostic « ataxie » fut posé 12 ans après le début.

La maladie n'a été reconnue souvent que 10, 11, 12 ans
après le début.

Il nous a paru curieux de noter quelques observations où
une erreur de diagnostic aurait pu être évitée, avec une connaissance plus exacte des troubles oculaires du tabes. Chez
tous les malades, objets des notes suivantes, le tabes a été
confirmé plus tard, par d'autres symptômes et l'incoordination.

1. Soigné en 1883 pour « rhumatisme » avait présenté en 1873 une
diplopie passagère ; avait en 1883, un ptosis droit.

2 et 3. Diagnostic en 1882 « rhumatisme » avaient eu en 1870 une
diplopie passagère.

4. Diagnostic en 1882 : *névrite optique*. Présente à cette époque une atrophie papillaire tabétique droite. En 1884, la papille gauche commence à se prendre.

5. Diagnostic en 1875 : « sciatique. » Présentait alors une atrophie papillaire et un ptosis-gauche.

6. Diagnostic en 1875 : « rhumatisme. » Présentait une amaurose double.

7. Diagnostic en 1879 : « rhumatisme. » Avait une paralysie complète du moteur oculaire commun droit.

8. Diagnostic en 1880 : « paraplégie. » Avait eu en 1879 une diplopie passagère ; avait en 1880 une amaurose débutant à gauche.

9. Diagnostic en 1882 : « sciatique. » A eu en 1877 une diplopie passagère.

10. Diagnostic en 1870, en 1874 et en 1876 : « paraplégie. » Début d'amaurose à droite datant de 1870 ; en 1874, double atrophie papillaire.

11. Diagnostic en 1882 : « rhumatisme. » Avait un ptosis gauche, des accès fréquents de strabisme du même côté.

12. Diagnostic en 1882 et en 1883 : « rhumatisme. » Avait dès 1882, des accès de strabisme et de diplopie de l'O. G. et un ptosis du même côté.

13. Diagnostic en 1882, en 1883 et 1884 « sciatique. » Avait eu une diplopie passagère en 1880.

14. Diagnostic en 1874 : « rhumatisme. » Avait alors une diplopie.

En revanche, les troubles oculaires nous ont permis plusieurs fois d'affirmer une ataxie au début dans certains cas douteux, chez lesquels le tabes a été plus tard confirmé par l'apparition de l'incoordination.

1. Début de la maladie en 1876. — En 1884 : Pas d'incoordination ; troubles digestifs, troubles gastriques surtout très marqués ; constriction épigastrique ; céphalalgies ; cauchemars ; vertiges ; abolition des désirs vénériens. Le diagnostic tabes est posé à cause de l'existence de brouillards et d'un myosis double tabétique.

2. Début de la maladie en 1882. — En 1884 : Pas d'incoordination : hyperesthésie fessière et rotulienne ; anesthésie plantaire très légère ; fourmillements ; douleurs dans les talons ; sensation de cuirasse ; névralgie occipitale ; cystite. Une diminution de l'acuité visuelle progressant rapidement depuis quelques mois vient affirmer le diagnostic.

3. Début en 1871. — En 1884 : envoyé à Bourbonne pour rhumatisme. Ne présente que des douleurs violentes, variables comme siège ; le diagnostic ataxie est posé à cause d'une diplopie qui a existé, passagère en 1872, et d'un ptosis, incomplet qui existe actuellement.

4. Début en 1876. — Considéré comme rhumatisant de 1876 à 1884. A cette époque, ne présente que des douleurs violentes dans les bras

et les avant-bras. Inscrit comme ataxique, à cause d'un ptosis qui a persisté de 1876 à 1883, et d'accès passagers et fréquents de strabisme de l'œil gauche, indiqués par le malade. Tabes confirmé en 1884.

5. X... envoyé en 1881 à Bourbonne avec le diagnostic : « accidents nerveux intermittents, rattachés sans motifs suffisants à l'ataxie. »

Le diagnostic « ataxie » est cependant maintenu à cause d'une atrophie tabétique droite, très nette, et d'une atrophie gauche au début. Tabes confirmé en 1884.

6. Début en 1869. — En 1874 : Pas d'incoordination. Crises gastriques, névralgies faciales, atrophie des muscles des cuisses et des mollets, diminution de la sensibilité aux membres inférieurs. Le diagnostic ataxie est posé à cause d'une atrophie papillaire et d'un myosis gauche. Confirmé en 1875.

7. En 1881 : Douleurs entre les épaules ; raideurs de la nuque ; engourdissements des pieds ; dyspepsie flatulente. Pas d'incoordination. Le diagnostic ataxie est posé seulement à cause d'une atrophie papillaire droite. Confirmé en 1884.

8. J..., forestier, venu à Bourbonne en 1875, pour douleurs sciatiques, diagnostic changé à Bourbonne en celui d'ataxie ; pas d'incoordination ; douleurs des lombes et des membres inférieurs : atrophie papillaire et ptosis gauche. Confirmé en 1878.

9. A... a eu un rhumatisme articulaire aigu généralisé, pour lequel il a été traité sept semaines. Est atteint en 1875 de douleurs variables comme siège sans incoordination : envoyé à Bourbonne comme rhumatisant est considéré à l'hôpital comme ataxique à cause d'une atrophie papillaire double.

10. En 1880 : douleurs en ceinture, alternatives de diarrhée et de constipation ; pas d'autres troubles ni d'incoordidation. Mais il existe une atrophie papillaire droite ; diagnostic, ataxie. Confirmé en 1882.

Voici un cas où nous avons diagnostiqué un pseudo-tabes syphilitique :

X... vient nous consulter en mai 1885 pour un tabes datant de 3 mois. Syphilis en 1879. Au moment de notre examen, incoordination nette, les yeux fermés, et les yeux ouverts dans certains mouvements ; constipation ; envies fréquentes d'uriner ; troubles de la sensibilité très variables, mais pas de douleurs fulgurantes.

Nous dianostiquons un pseudo-tabes syphilitique, à cause de la rapidité d'apparition de troubles de motilité graves : de l'absence de période préataxique ; à cause de l'absence des douleurs : *et de celle des troubles oculaires*. L'événement nous donne raison, ce malade est guéri en trois mois avec un traitement anti-syphilitiqne à doses massives. La guérison complète persiste depuis cinq ans. (1)

Traitement

Nous avons montré que les tabétiques sont en grande partie des syphilitiques. Chez les tabétiques présentant des *paralysies oculaires* on se trouvera bien d'instituer un traitement spécifique à hautes doses. Nous avons donné des doses journalières et progressives de 2 à 8 gr., d'iodure de potassium, et de 4 à 16 gr. de pommade mercurielle en frictions, sans avoir d'accidents d'intoxication. Nous avions pris la précaution de prescrire chaque jour, contre une stomatite mercurielle possible, un gargarisme et une potion au chlorate de potasse. A ce traitement général spécifique, on devra joindre l'électricité comme traitement local : courants continus, (de 5 à 10 éléments pendant 2 ou 3 minutes d'abord, puis pendant 5 minutes), en appliquant le pôle positif à l'apophyse mastoïde et le pôle négatif au pourtour de l'orbite. S'il existe une *atrophie papillaire*, il faudra éviter le traitement spécifique. « Tout traitement mercuriel ou ioduré, énergique, active manifestement la marche de la dégénérescence grise (de Wecker).»

D'une façon générale, il faut s'abstenir de tout moyen débilitant et prescrire au contraire les toniques et l'hydrothérapie. Mais on ne devra pas insister sur l'hydrothérapie dans le cas où les douleurs fulgurantes sont intenses. En pareil cas, la suspension soulage beaucoup les malades.

Les résultats de nos recherches sur l'influence des eaux dans la période initiale tabétique démontrent la nocité, dans ces cas, des douches froides et du traitement thermal.

Sur 30 malades observés à la période des douleurs nous avons noté, 14 résultats nuls après l'action des eaux (bains et douches), et 16 aggravations des douleurs.

Ici encore, il faut essayer l'électricité : mais surtout les injections de strychnine une 1/2 seringue d'une solution à 1 °/₀, injection chaque jour à la tempe et aux bras.

(1) On trouvera cette observation détaillée dans les Arch. de méd. mil^{re}. Janvier 1889.

On fait une série de 10 injections, puis on s'arrête 10 jours pour reprendre.

« Dans le service de M. Panas, la dose de strychnine employée est généralement considérable. On injecte tous les jours un centigr. de sulfate de strychnine. Dans un cas où le même jour deux injections de ce genre avaient été faites, le malade voulant descendre de son lit, est tombé brusquement par terre. Mais en dehors d'un peu de faiblesse et de tremblement dans les jambes durant quelques heures à peine, aucun autre symptôme d'intoxication n'a été observé. » (1)

La quantité que nous conseillons (une demi-seringue, c'est-à-dire 1/2 centigr. de sulfate de strychnine) nous paraît suffisante et encore trouvons-nous préférable de commencer par 1/4 de seringue, afin d'essayer la susceptibilité du malade.

La suspension ne peut modifier et ne modifie en rien l'atrophie papillaire. Il n'en serait pas de même de l'élongation du nerf optique (de Wecker.)

Depuis que Langenbuch (2) en 1879 eut l'idée d'essayer l'élongation des nerfs dans l'ataxie, divers auteurs ont publié leurs résultats. Au congrès des naturalistes allemands à Salzbourg en 1881, et à la Société de médecine de Berlin, la même année, l'élongation fut condamnée. Les résultats de M. Debove (3) sans être aussi complets que ceux de Langenbuch sont cependant encourageants. L'élongation, il est vrai, expose le malade à tous les accidents d'une intervention chirurgicale, et ces accidents peuvent être mortels. Kulenkamp (4) a vu mourir un de ses ataxiques chez lequel il avait pratiqué l'élongation des deux nerfs sciatiques; jusqu'à la mort, à partir du jour de l'opération les douleurs s'étendirent des membres inférieurs au rachis et un opisthotonos avec trismus suivit de près cette opération.

Dans une remarquable leçon, M. Heydenreich, de Nancy, a émis l'avis que « spécialement dans l'ataxie, l'influence de l'élongation est si variable et parfois si fâcheuse, qu'il est

(1) *Delecluze* Thèse Paris 1880, p. 34.
(2) *Langenbuch*. Berliner Klin. Wochenschift 1879.
(3) Uni. méd. 14 décembre 1880.
(4) *Kulenkampf*. Berlin von Woch, 28 nov. 1881.

prudent, à moins que des faits nouveaux ne viennent éclaircir la question, d'écarter ce mode d'intervention. (1) »

Cependant après avoir tenté inutilement les autres moyens de traitement, on serait en droit, en voyant d'une part la progression de la cécité tabétique, et de l'autre, les succès obtenus par M. de Wecker, de tenter l'élongation du nerf optique.

M. de Wecker a obtenu, en élongant le nerf du côté où la vision était perdue, un arrêt de la maladie du côté opposé. Dans 80 0/0 des cas, il y a eu arrêt de la maladie pendant plusieurs mois, dans d'autres cas plus heureux, la perception lumineuse s'est relevée. La traction ne s'étend pas au cerveau à cause des adhérences du nerf au pourtour du canal osseux. Scheving, après Brown-Sequard, a montré, par des expériences faites sur des animaux, l'influence favorable de l'élongation d'un nerf sur le nerf opposé frappé de paralysie. (2)

Ce serait le seul traitement palliatif sérieux de l'atrophie papillaire chez les ataxiques. Voici le procédé employé par M. de Wecker : on détache la conjonctive tangentiellement au bord interne de la cornée, dans l'étendue de 2 cent. et le tissu sous-conjonctival ; le muscle droit interne est saisi sur le double crochet à strabisme ; on passe une suture à travers son tendon et on enlève le crochet. On dégage la capsule de Tenon et le tissu cellulaire jusqu'au nerf optique, avec une spatule mousse courbe. Le nerf est alors saisi avec un instrument spécial composé de deux branches : l'une à crochet, recourbée, l'autre sessile, qui s'introduisent séparément et peuvent, une fois le nerf saisi, se réunir en s'enchâssant, et former un anneau complet. On tire alors le nerf en avant et en bas, de façon à amener le point d'introduction du nerf dans le globe vers le plancher orbitaire ; il faut tirer doucement et d'une façon continue. Puis on fait une irrigation au sublimé, et on fixe le droit interne à la conjonctive. Pansement antiseptique.

Malgré la prescription de la strychnine, d'un traitement général tonique, malgré l'élongation, on pourra tout au plus espérer un temps d'arrêt dans l'évolution de l'atrophie papillaire. Nous ne connaissons aucun cas de guérison certaine d'amaurose tabétique.

(1) Semaine méd. 25 févr. 1885.
(2) *Scheving*. Elongation des nerfs. Thèse de 1881.

REIMS. — Imprimerie MATOT-BRAINE, rue du Cadran-Saint-Pierre, 6.